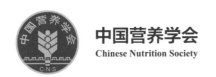

中国营养学会
Chinese Nutrition Society

U0237337

中国学龄儿童
膳食指南
（2022）

中国营养学会　编著

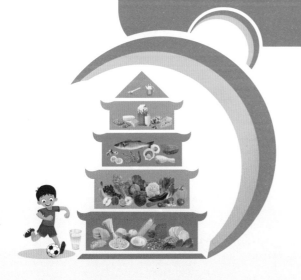

人民卫生出版社
·北京·

图书在版编目（CIP）数据

中国学龄儿童膳食指南 . 2022/ 中国营养学会编著
. 一北京：人民卫生出版社，2022.4（2024.7 重印）
　ISBN 978-7-117-32792-3

　I. ①中… 　II. ①中… 　III. ①学龄儿童 - 膳食营养 -
中国 -2021- 指南 　IV. ①R153.2-62

中国版本图书馆 CIP 数据核字（2022）第 000282 号

人卫智网　www.ipmph.com　医学教育、学术、考试、健康，
　　　　　　　　　　　　　　购书智慧智能综合服务平台
人卫官网　www.pmph.com　人卫官方资讯发布平台

中国学龄儿童膳食指南（2022）
Zhongguo Xueling Ertong Shanshi Zhinan（2022）

编　　著　中国营养学会
出版发行　人民卫生出版社（中继线 010-59780011）
地　　址　北京市朝阳区潘家园南里 19 号
邮　　编　100021
E - mail　pmph @ pmph.com
购书热线　010-59787592　010-59787584　010-65264830
印　　刷　北京盛通印刷股份有限公司
经　　销　新华书店
开　　本　710×1000　1/16　　印张：7.75
字　　数　107 千字
版　　次　2022 年 4 月第 1 版
印　　次　2024 年 7 月第 7 次印刷
标准书号　ISBN 978-7-117-32792-3
定　　价　30.00 元

打击盗版举报电话：010-59787491　E-mail：WQ @ pmph.com
质量问题联系电话：010-59787234　E-mail：zhiliang @ pmph.com

中国居民平衡膳食宝塔（2022）
Chinese Food Guide Pagoda (2022)

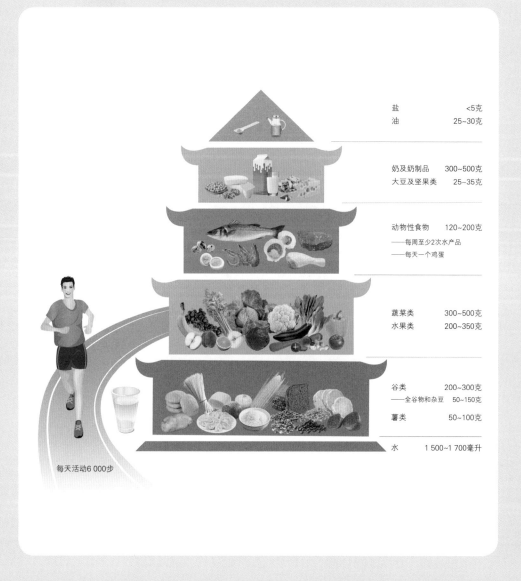

盐	<5克
油	25~30克
奶及奶制品	300~500克
大豆及坚果类	25~35克
动物性食物	120~200克
——每周至少2次水产品	
——每天一个鸡蛋	
蔬菜类	300~500克
水果类	200~350克
谷类	200~300克
——全谷物和杂豆	50~150克
薯类	50~100克
水	1 500~1 700毫升

每天活动6 000步

中国居民平衡膳食餐盘（2022）
Chinese Food Guide Plate (2022)

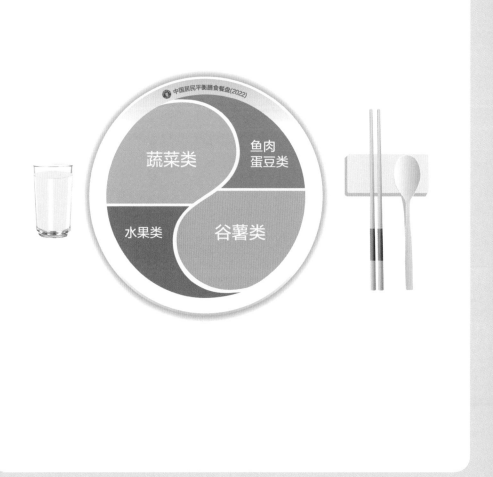

4

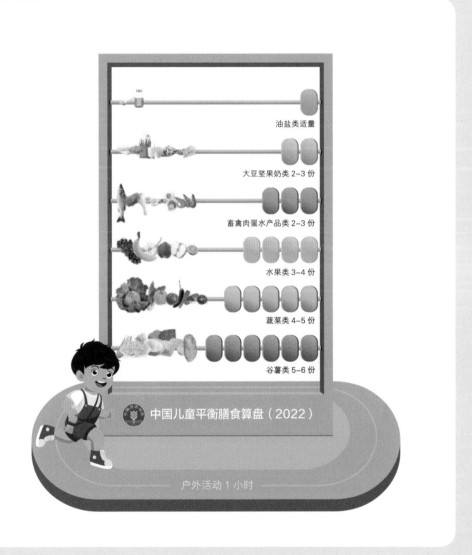

6~10 岁学龄儿童平衡膳食宝塔

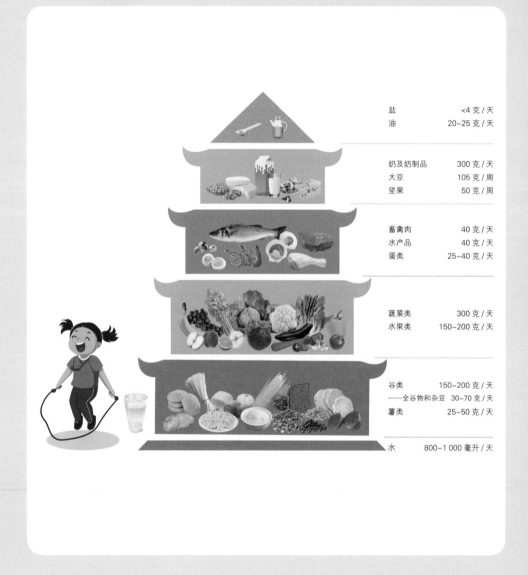

盐	<4 克 / 天
油	20~25 克 / 天
奶及奶制品	300 克 / 天
大豆	105 克 / 周
坚果	50 克 / 周
畜禽肉	40 克 / 天
水产品	40 克 / 天
蛋类	25~40 克 / 天
蔬菜类	300 克 / 天
水果类	150~200 克 / 天
谷类	150~200 克 / 天
——全谷物和杂豆	30~70 克 / 天
薯类	25~50 克 / 天
水	800~1 000 毫升 / 天

11~13 岁学龄儿童平衡膳食宝塔

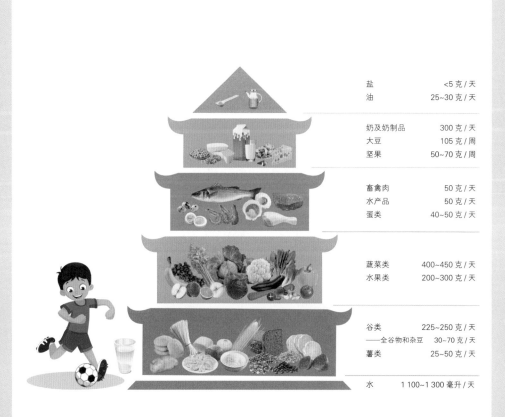

盐	<5 克 / 天
油	25~30 克 / 天
奶及奶制品	300 克 / 天
大豆	105 克 / 周
坚果	50~70 克 / 周
畜禽肉	50 克 / 天
水产品	50 克 / 天
蛋类	40~50 克 / 天
蔬菜类	400~450 克 / 天
水果类	200~300 克 / 天
谷类	225~250 克 / 天
——全谷物和杂豆	30~70 克 / 天
薯类	25~50 克 / 天
水	1 100~1 300 毫升 / 天

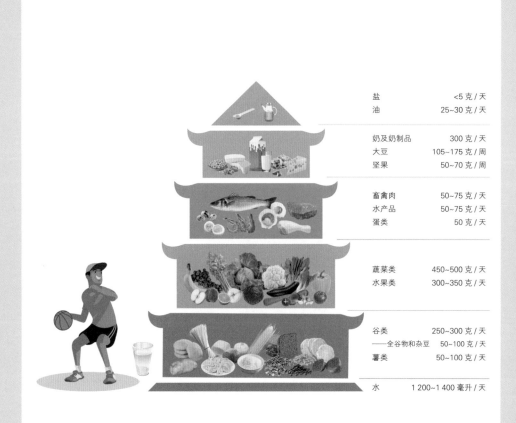

盐	<5 克 / 天
油	25~30 克 / 天
奶及奶制品	300 克 / 天
大豆	105~175 克 / 周
坚果	50~70 克 / 周
畜禽肉	50~75 克 / 天
水产品	50~75 克 / 天
蛋类	50 克 / 天
蔬菜类	450~500 克 / 天
水果类	300~350 克 / 天
谷类	250~300 克 / 天
——全谷物和杂豆	50~100 克 / 天
薯类	50~100 克 / 天
水	1 200~1 400 毫升 / 天

一、指导委员会

王陇德　常继乐　刘金峰　陈萌山　白书忠　刘培俊

吴良有　田建新　朱蓓薇

二、修订专家委员会

主　　任：杨月欣

副 主 任：杨晓光　马冠生　丁钢强　常翠青　马爱国　孙长颢

委　　员：（按姓氏汉语拼音排序）

陈　雁　程义勇　郭红卫　郭俊生　何宇纳　孔灵芝

赖建强　李　铎　李　宁　李长宁　马玉霞　沈秀华

苏宜香　孙建琴　汪之顼　王　梅　王　竹　王加启

王培玉　肖　荣　谢敏豪　于　康　张　坚

三、秘书组

王晓黎　荣　爽　田　粟　高　超　张　娜　姚　魁

刘培培　吴　佳　丁　昕

2022 中国学龄儿童膳食指南

修订专家委员会

总负责 杨月欣　中国营养学会　理事长

组　长 马冠生　中国营养学会　副理事长

北京大学公共卫生学院　教授

副组长 杜松明　中国营养学会　秘书长

张　倩　中国疾病预防控制中心营养与健康所　研究员

委　员 朱文丽　北京大学公共卫生学院　教授

刘爱玲　中国疾病预防控制中心营养与健康所　研究员

严　翊　北京体育大学运动人体科学学院　教授

张　娜　北京大学公共卫生学院　副研究员

秘　书 张　曼　北京大学公共卫生学院　博士

徐培培　中国疾病预防控制中心营养与健康所　副研究员

序

国民膳食与营养状况是反映一个国家或地区经济社会发展、卫生保健水平和人口健康素质的重要指标，是国家昌盛、民族富强、人民幸福的重要标志。近年来，我国居民膳食质量明显提高，国民营养状况和体格发育明显改善，人均预期寿命不断增长。但与此同时，随着经济发展，城镇化、工业化进程加快，不健康生活方式的广泛流行，我国仍面临营养不足与营养过剩的双重负担，营养相关慢性病仍然呈现上升趋势，严重威胁人民群众生命健康。

为贯彻落实习近平总书记在全国卫生与健康大会上关于营养健康工作的重要指示精神和坚决制止餐饮浪费行为的重要指示精神，积极应对当前我国居民存在的主要营养健康问题，更好地为居民健康膳食提供科学指导，并以消费端引领促进供给侧改革，推动建立可持续食物系统，推进健康中国建设，中国营养学会组织专家对《中国居民膳食指南（2016）》进行了修订。在对近年来我国居民膳食结构和营养健康状况变化进行充分调查的基础上，依据营养科学原理和最新科学证据，结合当前疫情常态化防控和制止餐饮浪费等有关要求，修订形成了《中国居民膳食指南（2022）》。

自 1989 年以来，我国已先后发布四版居民膳食指南，在不同时期对指导居民通过平衡膳食改变营养健康状况、预防慢性病、增强健康素质发挥了重要作用。《中国居民膳食指南（2022）》针对近年来我国居民膳食模式改变和膳食营养主要问题，致力于适应居民新时期的营养健康需求和国家粮食安全要求，将有效帮助居民科学选择食物、合理搭配膳食，预防和减少慢性病发生，切实提升人民群众健康水平，同时在食物生产、流通、加工、消费等各环节更好地发挥引导作用，为构建营养导向的可持续食物系统提供重要支撑。希望广大群众和社会各界携手共进，共同致力于新指南的推广落实工作，践行"每个人都是自己健康第一责任人"的理念，树立营养健康、杜绝浪费的良好饮食风尚，为健康中国建设宏伟目标的实现贡献积极力量。

中国工程院院士

原卫生部副部长

中国营养学会荣誉理事长

2022 年 3 月

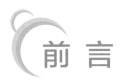

前言

学龄儿童是指从满 6 岁到不满 18 岁的未成年人。在这期间他们生长发育迅速，充足的营养是其智力和体格正常发育，乃至一生健康的物质基础。同时，这也是一个人饮食行为和生活方式形成的关键时期，从小养成健康的饮食行为和生活方式将使他们受益终身。

我国学龄儿童营养与健康状况有了很大的改善，但仍面临诸多问题。一方面，学龄儿童营养不良依然存在，钙、铁、维生素 A 等微量营养素摄入不足还十分常见；另一方面，超重、肥胖检出率持续上升，增长趋势明显，高脂血症、高血压病、糖尿病等慢性非传染疾病低龄化问题日益凸显，并悄然威胁着他们的健康。同时，不少学生及其家长和学校教职员工的营养健康素养普遍偏低，不健康的饮食行为常见，如不吃早餐或早餐营养不充足；喝含糖饮料现象普遍。另外，学龄儿童身体活动不足、静坐及视屏时间长、睡眠不足的现象也比较普遍。这些不仅阻碍了学龄儿童的健康成长，也将妨碍国民经济的持续稳定发展。

世界各国均重视儿童的健康成长，颁布和实施了多项促进儿童健康成长的政策和措施。全球已有 96 个国家制定了膳食指南，其中 12 个国家制定了学龄儿童膳食指南，旨在指导学龄儿童合理膳食，形成健康行为。我国历来重视儿童健康成长，国务院发布的《健康中国行动（2019—2030 年）》将"合理膳食行动""中小学健康促进行动"列入重大行动。《国民营养计划（2017—2030 年）》把控制中小学生生长迟缓率和肥胖率、缩小城乡学生身高差别作为主要具体目标之一，并把"学生营养改善行动"作为六项重大行动之一。《中国食物与营养发展纲要》中把儿童青少年作为三类重点发展人群之一。2020 年 11 月，国家卫生健康委等六部委发布的《儿童青少年肥胖防控实施方案》提出儿童肥胖防控的目标，即以 2002—2017 年超重率和肥胖率年均增幅为基线，2020—2030 年，全国 0~18 岁儿童青少年超重率和肥胖率年均增幅要在基线基础上下降 70%。《中国居民膳食指南（2022）》以科学证据为基础，结合我国居民的营养健康状况、膳食结构和食物供应情况，在食物摄入、身体活动以及饮食文化等多个方面提出了科学指导，适用于 2 岁以上的健康人群。但是，与其他人群相比，学龄儿童在生长发育期间有其独特之处。为此，在《中国居民膳食指南（2022）》一般人群膳食指南和学龄儿童膳食指南的基础上，根据我国学龄儿童的营养与健康状况，依据合理膳食、饮食行为与健康状况关系对原内容进行了扩充，使其更加全面、完善。经过反复论证和征求意见，制定了《中国学龄儿童膳食指南（2022）》。

《中国学龄儿童膳食指南（2022）》采用科学易懂的语言，引导学龄儿童主动参与食物选择和制作，提高营养素养；吃好早餐，合理选择零食，培养健康饮食行为；天天喝奶，足量饮水，不喝含糖饮料，禁止饮酒；多户外活动，少视屏时间，每天60分钟以上中高强度身体活动；定期监测体格发育，保持体重适宜增长。为了更形象地展示学龄儿童膳食指南核心推荐内容，特制定了"中国儿童平衡膳食算盘"和"中国学龄儿童平衡膳食宝塔"来示意合理膳食的食物搭配，以进一步促进我国学龄儿童的营养与健康，推广均衡膳食的科学理念。

作为《中国居民膳食指南（2022）》中学龄儿童指南部分的完整版，《中国学龄儿童膳食指南（2022）》相比增加了科学依据、实践应用和链接部分。与2016年版学龄儿童膳食指南相比，突出强调了营养素养的提高、健康饮食行为的培养及定期进行体格监测等，并提出了家庭、学校和社会共建健康食物环境的措施和建议。《中国学龄儿童膳食指南（2022）》从科学实用的角度，提出了我国学龄儿童膳食营养的基本原则，介绍了如何做到合理膳食和积极运动，为基层营养工作者提供了浅显易懂、操作性强的营养知识。可为医院、疾控中心、学校教师和供餐人员等学生营养相关工作者提供科学指导，也可供中小学生及其家长学习营养知识参考使用。由于编者水平所限，难免在书中出现一些不足之处，敬请读者批评指正。

《中国学龄儿童膳食指南（2022）》

修订专家委员会

2022 年 3 月

平衡膳食准则八条

准则一　食物多样，合理搭配

Enjoy a varied and well-balanced diet

▶▶　平衡膳食模式是最大程度上保障人类营养需要和健康的基础，食物多样是平衡膳食模式的基本原则。多样的食物应包括谷薯类、蔬菜水果类、畜禽鱼蛋奶类、大豆坚果类等。建议平均每天摄入 12 种以上食物，每周 25 种以上。谷类为主是平衡膳食模式的重要特征，建议平均每天摄入谷类食物 200~300g，其中全谷物和杂豆类 50~150g；薯类 50~100g。每天的膳食应合理组合和搭配，平衡膳食模式中碳水化合物供能占膳食总能量的 50%~65%，蛋白质占 10%~15%，脂肪占 20%~30%。

准则二　吃动平衡，健康体重

Be active to maintain a healthy body weight

▶▶　体重是评价人体营养和健康状况的重要指标，运动和膳食平衡是保持健康体重的关键。各个年龄段人群都应该坚持每天运动、维持能量平衡、保持健康体重。体重过低和过高均易增加疾病的发生风险。推荐每周应至少进行 5 天中等强度身体活动，累计 150 分钟以上；坚持日常身体活动，主动身体活动最好每天 6 000 步；注意减少久坐时间，每小时起来动一动，动则有益。

多吃蔬果、奶类、全谷、大豆

Have plenty of vegetables, fruits, dairy, whole grains and soybeans

▶▶ 蔬菜、水果、奶类和大豆及其制品是平衡膳食的重要组成部分，坚果是膳食的有益补充。蔬菜和水果是维生素、矿物质、膳食纤维和植物化学物的重要来源，奶类和大豆类富含钙、优质蛋白质和 B 族维生素，对降低慢性病的发病风险具有重要作用。推荐餐餐有蔬菜，每天摄入不少于 300g 蔬菜，深色蔬菜应占 1/2。推荐天天吃水果，每天摄入 200~350g 新鲜水果，果汁不能代替鲜果。吃各种各样的奶制品，摄入量相当于每天 300ml 以上液态奶。经常吃全谷物、豆制品，适量吃坚果。

适量吃鱼、禽、蛋、瘦肉

Eat moderate amounts of fish, poultry, eggs and lean meats

▶▶ 鱼、禽、蛋和瘦肉可提供人体所需要的优质蛋白质、维生素 A、B 族维生素等，有些也含有较高的脂肪和胆固醇。目前我国畜肉消费量高，过多摄入对健康不利，应当适量食用。动物性食物优选鱼和禽类，鱼和禽类脂肪含量相对较低，鱼类含有较多的不饱和脂肪酸。蛋类各种营养成分齐全，瘦肉脂肪含量较低。过多食用烟熏和腌制肉类可增加部分肿瘤的发生风险，应当少吃。推荐成年人平均每天摄入动物性食物总量 120~200g，相当于每周摄入鱼类 2 次或 300~500g、畜禽肉 300~500g、蛋类 300~350g。

准则五　少盐少油，控糖限酒

Limit foods high in salt, sugar and cooking oil, avoid alcoholic drinks

▶▶ 我国多数居民食盐、烹调油和脂肪摄入过多，是目前肥胖、心脑血管疾病等慢性病发病率居高不下的重要因素，因此应当培养清淡饮食习惯，推荐成年人每天摄入食盐不超过 5g、烹调油 25~30g，避免过多动物性油脂和饱和脂肪酸的摄入。过多摄入添加糖可增加龋齿和超重的发生风险，建议不喝或少喝含糖饮料，推荐每天摄入糖不超过 50g，最好控制在 25g 以下。儿童青少年、孕妇、乳母不应饮酒，成年人如饮酒，一天饮酒的酒精量不超过 15g。

准则六　规律进餐，足量饮水

Adhere to a healthy eating habit and drink adequate amounts of water

▶▶ 规律进餐是实现合理膳食的前提，应合理安排一日三餐，定时定量、饮食有度，不暴饮暴食。早餐提供的能量应占全天总能量的 25%~30%，午餐占 30%~40%，晚餐占 30%~35%。水是构成人体成分的重要物质并发挥着多种生理作用。水摄入和排出的平衡可以维护机体适宜水合状态和健康。建议低身体活动水平的成年人每天饮 7~8 杯水，相当于男性每天喝水 1 700ml，女性每天喝水 1 500ml。每天主动、足量饮水，推荐喝白水或茶水，不喝或少喝含糖饮料。

21

会烹会选，会看标签

Learn nutrition labeling, shop wisely and cook smart

▶▶ 食物是人类获取营养、赖以生存和发展的物质基础，在生命的每一个阶段都应该规划好膳食。了解各类食物营养特点，挑选新鲜的、营养素密度高的食物，学会通过食品营养标签的比较，选择购买较健康的包装食品。烹饪是合理膳食的重要组成部分，学习烹饪和掌握新工具，传承当地美味佳肴，做好一日三餐，家家实践平衡膳食，享受营养与美味。如在外就餐或选择外卖食品，按需购买，注意适宜份量和荤素搭配，并主动提出健康诉求。

公筷分餐，杜绝浪费

Pay attention to dietetic hygiene, serve individual portions, and reduce food waste

▶▶ 日常饮食卫生应首先注意选择当地的、新鲜卫生的食物，不食用野生动物。食物制备生熟分开，储存得当。多人同桌，应使用公筷公勺、采用分餐或份餐等卫生措施。勤俭节约是中华民族的文化传统，人人都应尊重和珍惜食物，在家在外按需备餐，不铺张不浪费。从每个家庭做起，传承健康生活方式，树饮食文明新风。社会餐饮应多措并举，倡导文明用餐方式，促进公众健康和食物系统可持续发展。

平衡膳食准则五条

准则一 ▶ 主动参与食物选择和制作，提高营养素养

Participate actively in food selection and preparation, to improve nutrition literacy

准则二 ▶ 吃好早餐，合理选择零食，培养健康饮食行为

Eat a nutritious breakfast, choose snacks smartly, and foster healthy eating habits

准则三 ▶ 天天喝奶，足量饮水，不喝含糖饮料，禁止饮酒

Drink milk every day and water adequately, no sugar-sweetened beverages and no alcohol

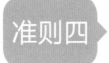 多户外活动，少视屏时间，
每天60分钟以上中高强度身体活动

Increase outdoor physical activities, reduce
screen time, do more than 60 minutes of
medium to high intensity physical activities
every day

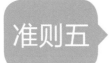 定期监测体格发育，
保持体重适宜增长

Monitor physical growth regularly and
maintain healthy weight gain

目 录

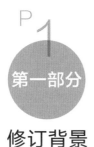

P1

第一部分

修订背景

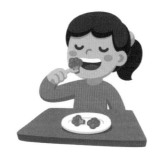

P3

第二部分

中国学龄儿童
膳食指南(2022)

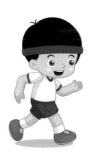

P69

第三部分

中国儿童平衡膳食算盘(2022)

P71

第四部分

学龄儿童平衡膳食宝塔

P79

第五部分

附 录

P89

主要参考
文献

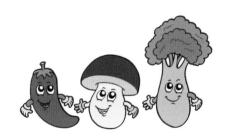

第一部分

修订背景

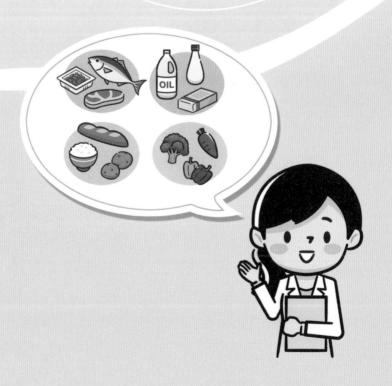

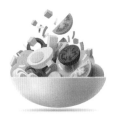

　　膳食指南是根据食物生产供应及本国居民实际生活情况，将现有的膳食营养与健康的证据转化为以食物为基础的平衡膳食的指导性建议，旨在帮助人们作出科学的食物选择和膳食搭配，以维持和促进健康或预防和减少营养相关疾病的发生。

　　《中国居民膳食指南（2022）》是在2016年版的基础上，由中国营养学会组织全国上百名营养学家，按照规范程序，经过问题分析、认真循证、广泛征求意见，反复修改后完成。

　　《中国居民膳食指南（2022）》包括一般人群膳食指南、特定人群膳食指南（婴幼儿、孕妇乳母、儿童少年、老年人和素食人群）、中国居民平衡膳食宝塔、中国居民平衡膳食餐盘和中国儿童平衡膳食算盘。《中国居民膳食指南（2022）》共有8条准则，适用于2岁以上的健康人群。

　　学龄儿童处于特殊生理阶段，生长发育迅速，需要充足营养以保证健康成长。学龄儿童时期也是一个人饮食行为和生活方式形成的关键时期，从这个阶段开始培养健康饮食行为和生活方式将受益终身。为此，有必要制定学龄儿童膳食指南。《中国学龄儿童膳食指南（2022）》是在《中国居民膳食指南（2022）》一般人群膳食指南的基础上，通过对学龄儿童营养与健康状况的现状分析、对合理膳食、饮食行为与健康状况关系的循证，起草形成，又经过征求意见，几经修改成稿的。《中国学龄儿童膳食指南（2022）》在一般人群膳食指南基础上，又增加了5条准则。

第二部分

中国学龄儿童膳食指南

（2022）

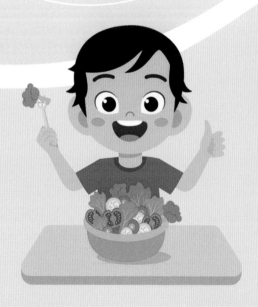

学龄儿童是指从 6 岁到不满 18 岁的未成年人。学龄儿童正处于生长发育阶段，对能量和营养素的需要量相对高于成年人。全面、充足的营养是其正常生长发育，乃至一生健康的物质保障，因此，更需要强调合理膳食。

学龄期是建立健康信念和形成健康饮食行为的关键时期。学龄儿童应积极学习营养健康知识，主动参与食物选择和制作，提高营养健康素养。在一般人群膳食指南的基础上，应吃好早餐，合理选择零食，不喝含糖饮料，积极进行身体活动，保持体重适宜增长。家长应学习并将营养健康知识应用到日常生活中，同时发挥言传身教的作用；学校应制定和实施营养健康相关政策，开设营养健康教育相关课程，配置相关设施与设备，营造校园营养健康支持环境。家庭、学校和社会要共同努力，帮助学龄儿童养成健康的饮食行为和生活方式。

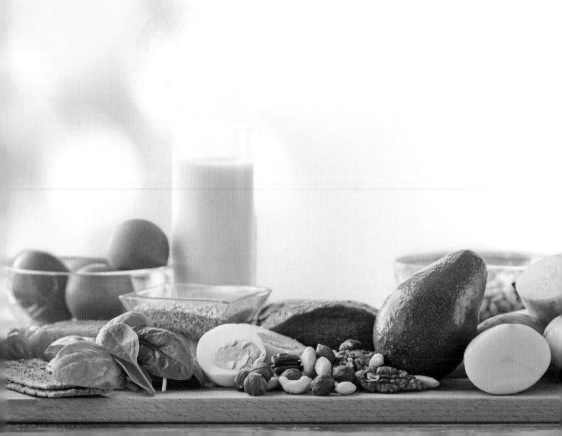

主动参与食物选择和制作，提高营养素养

准则一

提要

学龄儿童处于获取知识、建立信念和形成行为的关键时期，家庭、学校和社会等因素在其中起着至关重要的作用。营养素养与膳食营养摄入及健康状况密切相关。学龄儿童应主动学习营养健康知识，建立为自己的健康和行为负责的信念；主动参与食物选择和制作，并逐步掌握相关技能。家庭、学校和社会应构建健康食物环境，帮助他们提高营养素养、养成健康饮食行为、作出正确营养决策、维护和促进自身营养与健康。

关键推荐

- 学习食物营养相关知识。认识食物，了解食物与环境及健康的关系，了解并传承中国饮食文化；充分认识合理营养的重要性，建立为自己的健康和行为负责的信念。

- 主动参与食物选择和制作。会阅读食品标签，和家人一起选购和制作食物，不浪费食物，并会进行食物搭配。

- 家庭和学校构建健康食物环境。除提供平衡膳食外，还应通过营养教育、行为示范、制定食物规则等，鼓励和支持学龄儿童提高营养素养并养成健康饮食行为。

从学龄期开始，儿童生理和心理快速发展，社会环境的变化及大脑功能成熟引发新的行为和能力的养成，且饮食行为的自主性进一步增强。饮食行为的发展受个体对食物基本认知的影响，和个体营养素养密切相关。营养素养包括食物营养相关知识和理念，以及获得、选择、加工、摄入食物所需要的技能。因此，学龄儿童应主动学习食物营养相关知识，了解食物的来源、分类及其主要成分，了解食物对儿童生长发育乃至一生健康的影响，了解食物与环境的相互影响，了解并传承中国饮食文化；充分认识不合理膳食对健康的影响以及饮食行为转变的好处，树立为自己的健康和行为负责的信念；自主选择食物，会阅读并理解食品标签和营养标识，正确对待食品广告；主动参与食物制作，熟悉厨房，学习烹饪，和家人一起准备食物，做力所能及的家务；会理性选购和贮存食物，避免食物浪费；会初步估算食物份量，进行简单的食物搭配。

饮食行为受食物环境的影响，包括父母及家庭成员、同伴、学校、老师、社区和社会等因素。家庭成员应尽量在家就餐，家庭除提供平衡膳食外，还应建立以健康为导向的食物规则，且父母需提高自身营养素养，以身作则，通过言传身教鼓励和支持孩子养成健康的饮食行为；学校开展营养教育，提供学生餐和饮用水，并进行健康体检和营养咨询；家庭、学校周边社区不售卖"三无"食品，增加售卖新鲜蔬菜水果、奶制品、饮用水等的超市数量，适当减少西式快餐店、小食品店数量；政府管理部门对食品广告进行严格管理和限制；食品企业应根据学龄儿童的营养需求，生产营养健康的产品。

🥣 实践应用

贴士 营养素养是个人获取、处理以及理解基本营养健康信息，并运用这些信息作出正确营养相关决策、维护和促进自身健康的能力，包括食物营养相关知识和理念，以及选择和制作食物所需要的技能。

1. 积极学习营养健康知识

根据不同年龄段的认知发展特点，让学龄儿童逐步了解食物营养的基本知识，了解食物营养与生长发育、健康的关系；逐步认识食物与环境的相互影响，了解并传承中国饮食文化；认识不合理膳食对健康的影响以及饮食行为转变的好处，树立为自己健康和行为负责的信念。

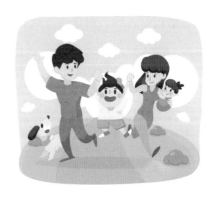

学龄儿童应知晓正规的营养健康信息来源。应把学校营养教育课程或活动，以及专业人员营养咨询作为信息的首要来源，其次是政府部门、专业机构、大学、社会团体和行业协会、国际组织等发布的信息。

贴士 食品广告对儿童食物营养相关知识、信念、态度和行为有着重要的影响。而食品广告以高脂肪、高糖、高能量食物居多，为了鼓励消费，广告内容往往传达不出完整的事实内容，只是通过感官（视觉）刺激向受众传达其中一部分信息，但对于这些食物摄入过量所可能带来的健康风险却很少提及。

2. 主动参与食物选择和制作

应安排学龄儿童到农场、菜园、市场、超市和厨房，提供机会让他们主动参与食物选择和制作，掌握相关技能，做力所能及的家务。

（1）学龄儿童应积极主动参与家庭的食物选购，了解并逐步掌握食物种类、搭配、食品安全等的原则和基本知识。在外就餐时，应参与点餐，了解食物的合理搭配。不购买路边摊食品，不购买和食用来历不明的食物，不食用野生动植物。

（2）选择预包装食品时要学会阅读食品标签和营养标识，还要逐步学会通过看、闻、触摸等方式，对食品品质作出初步评判。

（3）较大儿童应熟悉厨房，了解安全用火、用气和用电等事项，和家人一起准备食物；了解食物的适宜储存方法，减少食物变质导致的浪费；会进行简单的食物搭配；了解如何清洁食材；掌握先洗后切、适宜切制、生熟分开等原则；学会烹饪几种简单食物；会清洁餐具，并进行垃圾分类等。

3. 家庭构建健康食物环境

家庭是与儿童成长关系最密切的环境，家庭提供的食物、家庭饮食规则、父母营养素养和言传身教、喂养方式、餐饮行为模式等，对孩子营养素养的形成与发展有至关重要影响。

贴士　食物环境是指物理、经济、政策和社会文化环境等一系列影响人们饮食行为和食物选择的因素与条件。

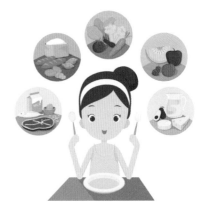

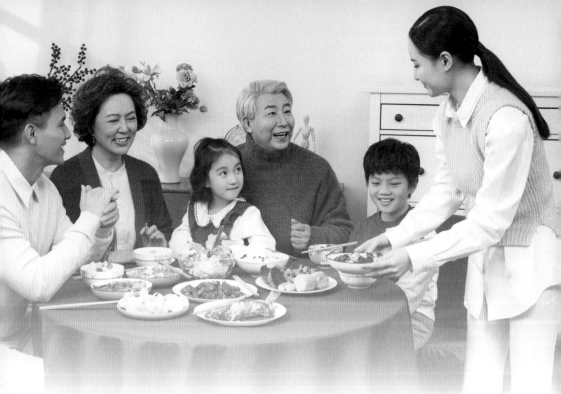

　　家庭成员应尽量在家就餐。家庭要提供多样食物以满足平衡膳食的要求，制定家庭健康饮食规则并加以实践，如每天保证吃一次水果等。父母要以身作则，通过言传身教，鼓励和支持孩子养成健康饮食行为；不强迫或放纵孩子进食，不用食物作为奖励或惩罚的手段；营造轻松愉悦的就餐氛围，不在就餐时指责批评孩子，并引导孩子遵循文明的进餐行为、传承优秀的饮食礼仪。

　　父母应创造机会和孩子一起去农场、超市、市场、厨房等，通过实践让孩子认识食物，了解食物营养的基本知识，学会选择和搭配食物；了解相关安全常识和常用的烹调方法，承担力所能及的家务劳动。

贴士　　在有条件的情况下，可以在家庭或学校的"小菜园"里种植一些生长期较短的蔬菜。通过观察蔬菜的生长过程，加深对食物的认识。

❹. 学校构建健康食物环境

学校是学龄儿童学习和活动的主要场所，学校的营养健康政策、食物环境、同伴等因素对儿童的知识、信念和行为的影响很大。

（1）学校应制定并实施营养健康相关规定，如校园食品销售管理规定，食品店和自动售卖机不销售含糖饮料、学校活动不接受高脂肪、高糖、高能量食品企业赞助，实行学生餐校长负责和教师陪餐制度，成立家校联合健康管理委员会等。

（2）学校应提供营养健康教育。根据不同年龄段儿童特点，充分利用教室、食堂等场所，采用课程、班会、竞赛、宣传栏、手抄报、校园广播和视频、同伴教育、帮厨等形式，开展营养教育。

（3）学校应提供营养健康服务，如提供学生餐、健康体检、健康咨询、营养不足和超重肥胖的管理等。

（4）学校配置相关设施与设备，如学校食堂和餐厅、饮水和清洁设备、小菜园等。

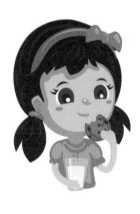

除家庭和学校外，社区和社会对儿童营养健康也有不容忽视的影响和不可推卸的责任。如学校周边一定区域内，200m 范围内不进行食品的推广和促销活动，学校周边食品店不售卖"三无"食品，并增加易于被儿童识别和接受的食品营养标签；政府管理部门对食品广告进行严格管理和限制；食品企业应根据学龄儿童的营养需求，生产营养健康的产品。

科学依据

关 键 事 实

- 学龄儿童营养素养水平较低。
- 营养素养与学龄儿童膳食营养摄入有关。
- 家庭食物环境与学龄儿童食物选择有关。
- 营养教育可提高学龄儿童营养素养，改善饮食行为和营养状况。

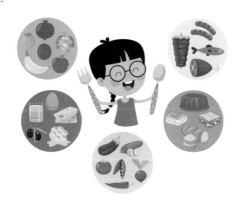

1. 我国学龄儿童营养素养水平较低

营养素养是个人获取、处理以及理解基本营养健康信息，并运用这些信息作出正确营养相关决策、维护和促进自身健康的能力，包括食物营养相关知识和理念，以及选择和制作食物所需要的技能。

《中国儿童青少年营养与健康报告 2014》显示，我国学生营养素养低，主要为营养知识知晓水平低，仅有 10% 的学生知道《中国居民膳食指南》，仅 57% 中西部农村小学生知道怎样通过合理膳食预防缺铁性贫血。2015年对六城市 12 197 名四至五年级小学生调查显示，有超过 60% 的儿童对于谷物、蛋白质和钙的食物来源有所了解，而只有不到一半的儿童了解铁的食物来源。2018 年对北京市 560 名学龄儿童调查显示，仅有 8.4% 的五年级小学生和 6.4% 的初二中学生对营养知识的掌握较全面。2013 年"农村义务教育阶段学生营养改善计划"监测结果显示（n=29 317），试点地区三至九年级学生营养知识水平较低，初中生高于小学生，乡镇及县城学校学生高于农村学校学生（P<0.01）。2014 年对 2 939 名农村贫困地区二

至六年级小学生调查显示，农村小学生营养知识水平较低，营养知识知晓率为 21.4%~97.4%，寄宿生高于走读生（*P*<0.01），非留守儿童高于留守儿童（*P*<0.01）。

2019 年对河北省保定市 4 359 名三至八年级学生进行营养素养调查结果显示，仅有 2.1% 的学生营养素养得分≥80 分，其中"摄入食物"维度得分最低；女生、独生子女、非寄宿生、城镇户口、家庭富足、主要照护者为父母/祖父母且其受教育水平较高、学习过营养健康知识的儿童，其营养素养明显较高（*P*<0.05）;家庭食物环境与儿童营养素养水平明显相关，家中经常备有水果、较少在外就餐、进餐专注、就餐时家人交流营养信息等，有利于提高儿童营养素养（*P*<0.05）。

2. 营养素养与膳食营养摄入密切相关

多项研究表明，营养素养与膳食营养摄入密切相关，是其重要的预测指标。营养素养水平较高的人往往摄入更多的蔬菜水果和更少的高脂肪食物。

2019 年对河北省保定市 4 359 名三至八年级学生的调查显示，学龄儿童营养素养水平与粗杂粮、水果、蔬菜、奶制品、早餐的摄入频率以及食物多样化（每日不少于 12 种）呈正相关（*P*<0.05），而与含糖饮料、油炸食品的摄入频率负相关（*P*<0.05）。

2018—2019 年对 467 名土耳其青少年调查显示，调查对象营养素养与饮食习惯明显相关（*β*=0.357，*P*<0.05）。2015—2016 年对伊朗德黑兰 803 名小学生进行的横断面研究显示，食物营养素养得分低与膳食蛋白质、钙、维生素 B_3、维生素 B_6、叶酸摄入充足率低有关，其中功能性食物营养素养水平低与食物多样性（*OR*=2.19，

95%CI：1.32-3.62）、水果多样性（OR=3.88，95%CI：2.14-6.99）、乳制品多样性（OR=9.60，95%CI：2.07-44.58）得分低有关，而互动性食物营养素养水平低与肉类多样性得分低有关（OR=1.73，95%CI：1.07-2.81）。

2015年一项对青少年人群（10~19岁）营养素养与膳食摄入关系的系统综述共纳入13项研究，其中8项研究结果显示青少年营养素养与膳食摄入之间呈正相关关系，营养知识丰富、参与食物制作的青少年饮食行为更健康；由于绝大部分研究均为横断面研究，因此需要更多高质量前瞻性的研究来证实营养素养与儿童膳食质量之间的因果关系。另一项关于青少年营养素养干预效果的系统综述（2019年，纳入44项研究）显示，掌握更多营养知识和食物技能的青少年其饮食习惯更健康，营养素养干预可提高青少年的烹饪技能和食品安全知识水平，其中2项研究显示可进一步改善青少年饮食行为，但对行为的长期影响需要更多的证据。

3. 家庭食物环境影响学龄儿童食物选择

学龄儿童的食物营养相关知识、态度、行为与父母的相关知识、态度、行为密切相关，改善家庭食物环境有利于学龄儿童提高营养素养、养成健康的饮食行为。

一项系统综述分析了2011—2018年发表的儿童饮食行为影响因素相关文献，共纳入88项研究，结果显示，父母饮食行为和喂养模式是决定儿童饮食行为和食物选择的最主要因素，尤其父母的行为示范作用。另一项对低中收入国家学龄前儿童饮食行为的系统综述（纳入1994—2017年发表的14项研究）显示，家庭食物供应、照护者的营养知识、家庭经济状况与儿童摄入健康食物呈正相关，而照护者的营养知识水平与儿童摄入不健康食物呈负相关，家庭食物供应、照护者的营养知识以及周边社区环境中的食物供应与儿童微量营养素摄入呈正相关。

2019年，一项研究利用学龄儿童家庭食物环境评价问卷（FFEQ-SC）对617个儿童-家长对的调查显示，家庭食物环境与儿童营养素养水平

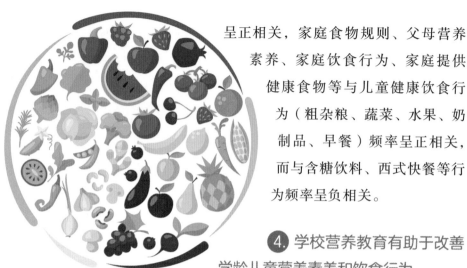

呈正相关，家庭食物规则、父母营养素养、家庭饮食行为、家庭提供健康食物等与儿童健康饮食行为（粗杂粮、蔬菜、水果、奶制品、早餐）频率呈正相关，而与含糖饮料、西式快餐等行为频率呈负相关。

4. 学校营养教育有助于改善学龄儿童营养素养和饮食行为

2014—2016 年对 1 500 名农村贫困地区小学生进行为期两年的营养教育干预研究显示，学生营养知识回答正确率明显提高，上升了 40.5%~99.5%；每周肉蛋奶等动物性食物的食用频率明显增加，每周喝奶的次数由平均 4.8 次增加到了 5.3 次（$P<0.05$），每天至少喝一杯奶的比例增长了 9.7 个百分点，每周吃早餐的频次和早餐食物种类也显著增加，而每天吃零食的次数下降；学生营养不足的比例由 18.2% 下降到 8.3%（$P<0.001$）。

一项关于小学生营养教育干预效果的系统综述，共纳入 1990—2018 年间的 34 项研究，结果表明，教师在小学进行营养教育，可以改善儿童的营养知识和饮食行为；由于效应值偏小，因此决策者和教育者在为小学生提供营养教育时，需要对教学策略作出谨慎的、基于证据的决定。

尽管已有较充足证据显示营养教育是改善儿童营养素养、饮食行为和营养健康状况的最有效手段，但由于缺乏政策支持和顶层设计，缺乏教育师资和课程体系，且教育形式单一，教育过程忽略家庭的参与，缺乏评估和有效监督等，我国儿童营养教育一直以来发展缓慢。因此，政府需统筹多部门制定协作性营养教育政策、开展系统营养教育课程和丰富的课外教育活动、整合营养服务和营养教育、提升人员能力、鼓励家庭和社区参与、对营养教育计划实施效果评估等，是促进儿童营养教育可持续发展的有效策略。

链　接

1. 营养素养

营养素养（nutrition literacy）是个体获取、处理以及理解基本营养信息，并作出正确营养和健康相关决策的能力。依据认知差异，营养素养可分为 3 个层面——功能性营养素养、互动性营养素养及评判性营养素养（图 1）。

（1）功能性营养素养：获得、理解和运用食物营养相关信息的能力，包括食物营养相关知识，规划、选择、制作、合理摄入食物的能力等。

（2）互动性营养素养：与同伴、家人等交换、分享、讨论食物营养信息，一起准备食物、一起吃饭等。

（3）批判性营养素养：批判性地分析、鉴别营养信息以及解决障碍的能力，了解食物供应体系，了解食物与环境的相互作用。

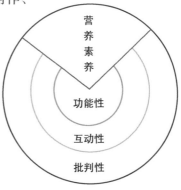

图 1　营养素养的三个层面

2. 食物环境

食物环境（food environment）是指食物从种植（养殖）、加工、包装、储存、运输、销售到消费等食物供应体系各环节中，决定食物可提供性、可获得性的物理环境和社会文化环境，如家庭、学校、社区食物环境以及食物消费环境等。对学龄儿童而言，家庭环境、学校环境、消费环境与食物提供的数量和质量（营养性和安全性）有关，而社区环境与食物的可获得性有关。此外，食物环境还会影响个体的食物营养相关知识、信念和技能，以及进食情绪等，从而影响饮食行为和食物选择。广义的食物环境也包括宏观政策环境和社会文化环境，如农业、贸易和财税政策、食品标准、食品和饮料配方改进、食品和饮料销售管理、媒体宣传和广告等。

（1）物理环境（physical environment）是指在家庭、学校、社区、超市、餐厅、自动售卖机等提供的食物数量以及质量。家庭每日提供新鲜蔬菜水果和奶制品等食物，有利于促进儿童增加摄入此类食物；相反，家庭若常备有含糖饮料，儿童饮料摄入增加。

（2）经济环境（economic environment）是指与食物相关的成本，如食物价格、家庭食物支出、零花钱等。父母减少孩子用于购买高脂肪、高糖、高盐零食的支出，有助于纠正孩子的不健康饮食行为。

（3）政策环境（policy environment）是指与食物选择有关的规则，包括法律、法规、正式或非正式的政策、学校和家庭的规则规定等。如家庭制定以健康为导向的食物规则（如每天吃一次水果），有利于儿童养成健康饮食行为。

（4）社会文化环境（social cultural environment）包括态度、信念和价值观，主要指家庭、学校、社区或社会对食物选择的态度、认知和价值观。如父母、学校教职员工的营养素养与儿童营养素养及饮食行为发展密切相关，社会大众对于体型的认知也会影响儿童对自身体重的判定以及进食行为，如过度节食。

3. 营养教育

营养教育是通过传播、教育、干预等方法，改变个体或群体的饮食行为，从而达到改善营养状况目的的一种有计划的行动，包括人际传播（讲座、咨询、同伴教育）、媒体传播、载体传播（实物、平面、音像）等。营养教育是提高营养素养的最重要途径，尤其在饮食行为形成和干预的窗口期——学龄儿童阶段。

学校是营养教育的关键场所，将营养教育贯穿于学校营养健康相关政策中，并与营养服务、环境建设有机整合；重视儿童参与，联合家庭、社区与大众媒体等多元教育主体，采取多样化教育路径与形式；并对教育效果进行评估，以持续优化教育过程并最大化教育效果。学校营养教育主要通过健康教育课程的课堂教学及课外活动途径进行。基于课程的学校营养教育模式大致有两种：一种是独立设置模式，设有营养学分科课程；另一种是渗透和整合模式，将营养教育整合到其他课程中。营养教育的形式可多样化，如课堂讲授、实验操作、探究式学习、小组讨论、戏剧、竞赛、演讲、讲座、同伴教育，以及校园广播和视频、宣传栏，实地考察和社会实践、参与食物制作和分发、食物品尝、小菜园等，线上线下相结合等。营养教育强调以食物为核心的全过程实践活动——教学场所从农田到餐桌、从学校到家庭、从校园到超市、从教室到厨房，包括食物选择与制作、就餐等环节。营养教育还需与德智体美劳教育相互穿插、互相促进。

提高学龄儿童营养素养除需要针对个体的营养教育和服务，还需要家庭和学校创建支持性环境、强化社区营养行动、制定促进健康的公共营养政策等。

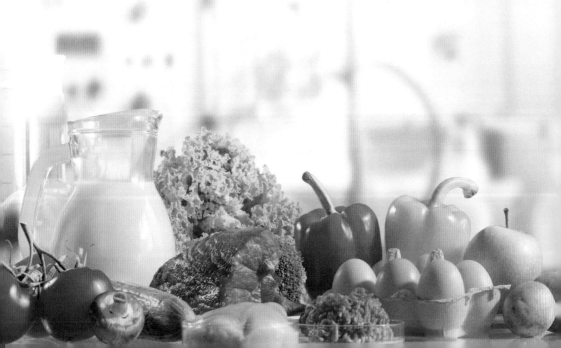

吃好早餐，合理选择零食，培养健康饮食行为

准则二

提要

　　一日三餐、定时定量、饮食规律是保证学龄儿童健康成长的基本要求。应每天吃早餐，并吃好早餐，早餐食物应包括谷薯类、蔬菜水果、动物性食物、奶豆坚果等食物中的三类及以上。适量选择营养丰富的食物作零食。在外就餐时要注重合理搭配，少吃含高盐、高糖和高脂肪的食物。做到清淡饮食、不挑食偏食、不暴饮暴食，养成健康饮食行为。

关键推荐

- 清淡饮食、不挑食偏食、不暴饮暴食，养成健康饮食行为。
- 做到一日三餐，定时定量、饮食规律。
- 早餐食物应包括谷薯类、蔬菜水果、动物性食物及奶类、大豆和坚果等四类食物中的三类及以上。
- 可在两餐之间吃少量的零食，选择清洁卫生、营养丰富的食物作为零食。
- 在外就餐时要注重合理搭配，少吃含高盐、高糖和高脂肪的食物。

🥣 实践应用

1. 健康的饮食行为

学龄儿童应从小养成健康的饮食行为。吃好一日三餐，做到三餐规律、定时定量，尤其要重视早餐的营养质量；合理选择和食用零食。在外就餐也要注重食物多样、合理搭配。做到不偏食挑食、不过度节食、不暴饮暴食。

学龄儿童的日常饮食应少盐少油少糖，享受食物天然的味道。减少含盐较高的菜品以及腌菜、酱菜的摄入，同时不能忽略挂面、饼干、果脯等食物中"隐形盐"的摄入。少吃含脂肪较高的油炸食品，如炸薯条、炸鸡腿等；限制含反式脂肪酸食物的摄入，如人造奶油蛋糕、起酥糕点等。控制添加糖的摄入，少吃糖果、糕点、蜜饯等食物，不喝含糖饮料。

2. 吃好早餐

保证每天吃早餐，并吃好早餐。应在 6：30—8：30 之间吃早餐，留出充足的就餐时间，最好在 15~20 分钟之间。

早餐的食物品种要多样，尽量色彩丰富，适当变换口味，提高儿童食欲。早餐应包括以下四类食物中的三类及以上：

（1）谷薯类：如馒头、花卷、全麦面包、面条、米饭、米线、红薯等。

（2）蔬菜水果：新鲜蔬菜，如菠菜、西红柿、黄瓜等，水果如苹果、梨、香蕉等。

（3）动物性食物：鱼禽肉蛋等，如鸡蛋、鱼、虾、鸡肉、猪肉、牛肉等。

（4）奶类、大豆、坚果：奶类及其制

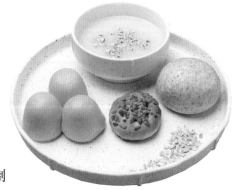

品如牛奶、酸奶；豆类及其制品，如豆浆、豆腐脑、豆腐干等；坚果如核桃、花生等。

早餐的食物量要充足，提供的能量和营养素应占全天的 25%~30%；午餐占 30%~40%、晚餐占 30%~35%。

可以根据季节特点和饮食习惯，选择营养均衡又美味的早餐。例如，一个全麦馒头、一份青椒炒鸡蛋、一杯牛奶、半个香蕉。或者两片面包夹切片奶酪、黄瓜片和煎鸡蛋、一杯酸奶 + 果仁。

③ 合理选择零食

零食是指一日三餐时间之外吃的所有食物和饮料，不包括水。学龄儿童可以在正餐为主的基础上，合理选择和食用零食，但不能用零食代替正餐。

选择干净卫生、营养价值高、正餐不容易吃到的一些食物作为零食，如原味坚果、新鲜水果、奶及奶制品等：水果和能生吃的新鲜蔬菜含有丰富的维生素、矿物质和膳食纤维；奶类、大豆及其制品可提供优质蛋白质和钙；原味坚果，如花生、瓜子、核桃等富含蛋白质、不饱和脂肪酸、矿物质和维生素 E。但含盐、油或添加糖高的食品不宜作为零食，如辣条、薯条、薯片等；也不能把无生产日期、无质量合格证或无生产厂家信息的"三无"产品作为零食。

吃零食的时间不宜离正餐时间太近，可以在两餐间吃零食。吃零食和正餐最好间隔 1 小时以上，睡前半小时最好不要吃零食。看电视或其他视屏时不宜吃零食，玩耍时也不宜吃零食。吃完零食要及时漱口，注意口腔卫生。吃零食的量不宜过多，以不影响正餐的食欲为宜，零食提供的能量不要超过每日总能量的 10%。

④ 在外就餐做到营养均衡

在外就餐是指在家庭以外的餐饮场所就餐，这些场所包括餐馆、食堂等，也包括点外卖。学龄儿童应尽量在家就餐，减少在外就餐。

在外就餐时，应选择食品安全状况良好、卫生信誉度在 B 级及以上的餐饮服务单位。点餐时，应注意食物多样、合理搭配，选择含蔬菜、水果相对丰富的菜品；少吃高盐、高糖或高脂肪的食物，如汉堡、薯条等。应按照就餐人数合理确定点餐品种和数量，避免食物浪费。如果某一餐中食用了较多的含能量高的食物，如油炸食品，其他餐次要适当减少食物量，并补充上一餐摄入不足的食物，如新鲜蔬菜水果。

学校食堂或供餐单位应根据卫生行业标准《学生餐营养指南》（WS/T 554—2017），结合当地食物供应、饮食习惯及季节特点，制定符合不同年龄段学龄儿童营养需求的带量食谱，采用合理的烹调方法，提供搭配合理、适合学生口味的学生餐。做到有序、按时和文明就餐，不挑食偏食，不浪费食物。

🥣 科学依据

关键事实

- 一日三餐是学龄儿童正常生长发育的物质基础。
- 吃营养充足的早餐可以改善认知能力，降低超重肥胖的发生风险。
- 在外就餐，常吃快餐特别是西式快餐，是诱发儿童超重肥胖的饮食因素之一。
- 过多摄入高糖、高盐、高脂肪的食物增加儿童慢性疾病的发生风险。
- 不健康饮食行为会影响学龄儿童的健康。

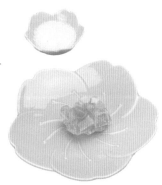

1. 我国学龄儿童就餐情况

《中国居民营养与健康状况调查（2010—2012 年）》显示，6.5% 的 6~11 岁学龄儿童达不到一日三餐，12~17 岁学龄儿童为 14.2%。2011 年"中国健康与营养调查"数据显示，我国 4~17 岁儿童正餐（早餐、午餐、晚餐）就餐情况较为规律，4~6 岁、7~10 岁、11~13 岁和 14~17 岁四个年龄组儿童每日就餐次数均超过 3 次 / 天。学龄儿童不吃早餐现象较为明显，即使吃早餐，早餐营养质量也较差。一项 2015—2016 年在北京、广州、南京、重庆、济南和哈尔滨 6 城市开展的调查发现，学生几乎每天都吃早餐的比例为 88.5%，较 2008 年的 76.9% 有所上升，但早餐营养充足的比例仅为 41.7%，营养差的比例为 31.8%，远低于 2008 年的 80%。"农村义务教育学生营养改善计划"监测评估结果显示，2017 年仅有 28.1% 中西部农村学生的早餐食物摄入达到建议的三类及以上。

2. 学龄儿童不吃早餐的危害

不吃早餐或早餐食物种类单一，会影响学龄儿童的认知能力，增加患超重、肥胖及相关慢性病的风险。

多项研究结果显示，规律进食早餐有助于降低儿童超重肥胖的发生

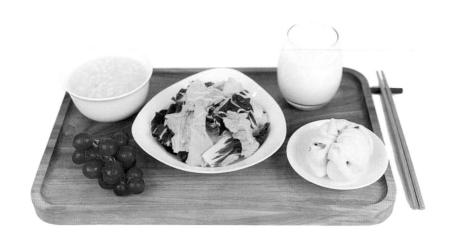

风险。2019年一篇系统综述汇总了多项横断面调查，显示规律吃早餐的儿童青少年，其肥胖发生风险比不吃早餐的群体低43%。

早餐所提供的能量和营养素不仅能满足体格发育的需要，也是维持大脑认知能力的需要，规律吃早餐对于儿童的学习行为、认知和在校表现等都有积极的影响。研究证实，营养充足的早餐所维持的稳定血糖水平与认知能力呈正相关，而不吃早餐或早餐营养不充足会影响人体血糖及神经递质水平，从而影响认知能力。2016年，Katie Adolphus 等在其对儿童进食早餐与认知能力的系统综述中指出，进食早餐对短期认知能力有积极影响，尤其在注意力、执行功能和记忆力方面。对于营养不良的儿童，这种影响更为明显。2018年一项在江苏开展的研究显示，一周内不吃早餐的小学生比那些每天吃早餐的小学生的学习成绩要低31.3分。此外，早餐能量摄入充足的学生，运动能力和身体素质更高。在宁波1 849名13~18岁学龄儿童中进行的横断面研究显示，不吃早餐男生的50米短跑、1 000米跑步和肺活量测试成绩低于吃早餐的男生，不吃早餐女生的立定跳远测试成绩低于吃早餐的女生。

3. 我国学龄儿童在外就餐状况与健康影响

近年来，我国学龄儿童在外就餐日益普遍。2019年"农村义务教育学生营养改善计划"营养健康监测显示，有80.4%中西部贫困农村中小学生午餐在学校就餐。中国居民营养与健康状况监测结果显示，我国6~17岁儿童在过去1周曾在外就餐的比例超过一半以上；随年龄的增长在外就餐比例逐渐增高；其中大城市最高，中小城市、普通农村和贫困农村在外就餐率基本持平。一项在哈尔滨、北京、济南、上海、重庆、广州6个城市 6~13 岁 7 083 名小学生中开展的调查结果显示，在外就餐可能会增加儿童发生肥胖风险。

此外，我国学龄儿童快餐食用率较高，尤其是西式快餐。一项在 7 城市开展的调查显示，快餐消费已经成为我国大城市中小学生饮食中重要的组成部分，中小学生 1 个月内中、西式快餐的消费率均超过 60%。有研究显示，中西式快餐均存在不同程度的营养问题，如西式快餐多油炸、少蔬菜，中式快餐烹调油、盐用量多等，长期食用，会诱发儿童发生超重肥胖。2011 年，Fraser 等在 3 620 名 10~19 岁超重肥胖的英国儿童中进行的队列研究显示，西餐摄入频次与 BMI 增长之间存在正相关关系。马冠生等在我国 4 城市中小学生中开展的研究表明，每月食用快餐的次数越多，肥胖率也越高。2009 年，美国 Currie 等的一份研究结果显示，学校与快餐营业网点间的距离每减少 0.1 英里（约为 161m），该校学生发生肥胖的可能性增加 5.2%（表 1）。

表 1　常见快餐食物的能量含量

食物种类	能量 / kJ	提供能量相当的米饭重量 */g
可乐型碳酸饮料(1 大杯)	753	155
苹果派(1 个)	1 088	224
炸薯条(中)	1 540	317
麦香味鸡腿堡(1 只)	2 050	422
大型汉堡(1 个)	2 343	483
炸薯条(小)	1 025	211
草莓味奶昔(1 杯)	1 339	276
炸鸡翅(6 块)	1 971	406
炸薯条(大)	2 054	423
油条(100g)	1 624	291

* 每 100g 米饭提供 487kJ 能量。

4. 我国学龄儿童零食摄入状况与健康影响

我国城市学龄儿童吃零食、喝饮料现象比较普遍，城市儿童零食消费行为10年变化的分析发现，北京、上海、广州、成都儿童的零食消费比例一直在98.0%以上。2016年，一项在北京、上海、成都和宜昌四个城市开展的调查显示，不吃零食者儿童（每周吃零食的天数为0）仅占5.4%。即使是在中西部贫困农村，学龄儿童吃零食的现象也很普遍，"农村义务教育学生营养改善计划"监测评估显示，2019年有14.0%的中西部中小学生每日吃零食2次及以上，他们的零食选择不甚合理，有40.0%的中小学生最常吃的零食是薯片等膨化食品。

健康的零食摄入可以在正餐以外为学龄儿童提供一定的营养补充，而不健康的零食会影响儿童的正常生长发育，增加超重肥胖风险。Murakami等对4 346名6~19岁美国儿童青少年进行横断面研究观察到，调整能量摄入量与能量需要量之比后，6~11岁儿童零食频率与超重和中心性肥胖呈正相关。姜云等对南京768名6~18岁儿童进行横断面研究显示，小学男生的饮料、膨化食品、蜜饯等消费频率与BMI呈正相关。

5. 健康饮食行为的重要性

学龄儿童阶段是饮食行为形成的关键时期，健康的饮食行为是保证儿童合理膳食、均衡营养的重要基础。不健康的饮食行为不仅影响学龄儿童当前的营养状况和身心健康，也会增加成年后的慢性疾病发生风险。

不吃早餐的儿童能量、蛋白质、脂肪、碳水化合物和某些微量营养素如钙、铁、维生素 B_2、维生素 B_{12}、叶酸、维生素 A 等的摄入明显低于吃早餐的儿童。偏食和

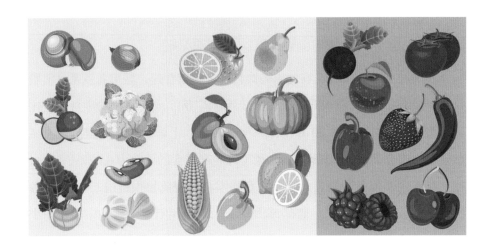

挑食会影响学龄儿童营养素的摄入，引起营养不良、贫血和微量营养素缺乏，不利于正常的生长发育。经常食用不健康零食可能会引起龋齿、肥胖等健康问题。

学龄儿童时期的不健康饮食行为如得不到有效纠正将持续至成年期，这也意味着膳食结构不均衡，尤其高能量、高脂肪、高糖、高盐摄入等问题长期暴露，最终导致慢性病的早发生。

🥣 链 接

1. 学校供餐及相关标准

学校供餐是不仅是保证学龄儿童生长发育、改善营养健康状况的重要措施，也是开展营养健康教育的重要途径。学校供餐应根据儿童营养需要，按照合理营养与平衡膳食的要求，并符合校园供餐相关标准，由具有经营资格的生产单位或个人在符合卫生标准的条件下生产。

2017 年，国家卫生与计划生育委员会发布卫生行业标准《学生餐营养指南》（WS/T 554—2017），规定了 6~17 岁中小学生全天即一日三餐能量和营养素供给量、食物的种类和数量以及配餐原则等，适用于为中小学供餐的学校食堂或供餐单位，可以为中小学生营养配餐提供指导。

2019年教育部、国家市场监督管理总局和国家卫生健康委员会联合印发的《学校食品安全与营养健康管理规定》，明确了不同部门在保证学校供餐食品安全和营养健康过程中的具体职责。

2020年，中国学生营养与健康促进会发布的团体标准《中小学学生餐良好操作规范》（T/CASNHP 1—2020），明确了中小学学生餐的食品安全和营养管理要求，适用于为中小学提供学生餐服务的集体用餐配送单位和学校食堂，为学生餐供餐管理提供指导。

2. 农村义务教育学生营养改善计划

为改善我国贫困农村儿童的营养健康状况，2011年11月，国务院启动了"农村义务教育学生营养改善计划"（以下简称"学生营养改善计划"），为中西部集中连片特殊困难地区的义务教育阶段中小学生提供营养膳食补助，每人每日3元，每年以200天计；2014年11月起，增加到每日4元；2021年9月起，又增加到每日5元。截至2021年底，全国共有22个省727个县实施国家试点，28个省1 010个县实施地方试点，受益学生达到3 700万人，占农村义务教育阶段学生总数的39.6%。中国疾病预防控制中心营养与健康所组织的监测评估显示，学生的营养状况得到明显改善，各年龄段儿童的平均身高逐步增加，贫血率从2012年的16.7%逐步下降到2019年的8.7%。

3. 常见零食的分类及特点

《中国儿童青少年零食消费指南》将零食分为三类，以绿色、黄色和红色表示三个推荐级：①可经常食用（绿色）：每天都可以适当食用一点。该类食物有：牛奶、酸奶、豆浆、水煮蛋等奶、豆和蛋类；煮玉米、全麦面包、红薯、土豆等谷薯类；苹果、梨、柑橘等各类水果，以及西红柿、黄瓜等可生吃的蔬菜；花生、瓜子、核桃等坚果。学龄儿童在选择零食时可首选

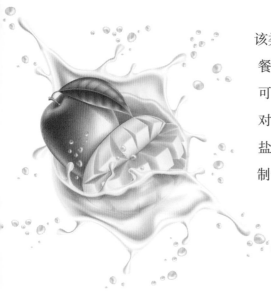

该类食物。每天只要不过多摄入而影响正餐就可以。②适当食用（黄色）：指每周可以食用2~3次。这些食物营养素含量相对丰富，但是含有一定的脂肪、添加糖或盐等。如奶酪、巧克力、水果干等。③限制食用（红色）：每周食用1次或者更少。这类食物的营养素含量低，而糖、盐、脂肪的含量高，如糖果类、油炸类、薯片、含糖饮料、罐头水果、蜜饯，以及其他添加各种食品添加剂的食物等。学龄儿童尽量不选红色的限制食用的食物作为零食，如果要吃的话每周最多食用1次。

4. 食品标签

食品标签就是指预包装食品容器或包装上的文字、图形、符号，以及一切说明信息。食品标签上有些内容是国家规定必须标示的，主要包含食品名称、配料表、营养标签、净含量、生产日期、保质期、贮存条件，以及生产者和经销者的名称、地址和联系方式等。营养成分表是食品标签最重要部分之一，也称作"营养标签"，用于说明食物的能量、蛋白质、脂肪、碳水化合物和钠等营养成分的含量，以及占营养素参考值的百分比。在选购包装食品时，要学会查看食品标签尤其是营养成分表，根据需要选择相对健康的食品。

5. 常见的高盐、高糖、高脂肪食物

日常饮食中，含盐量较高的食品包括咸菜、腌制、酱制食品，火腿肠、香肠、午餐肉、腌肉等加工肉制品；挂面、面包、饼干等食品虽然没有明显的咸味，含盐量也较高，属于"隐形盐"；另外，鸡精、味精等调味品

中含钠也较高要尽量少吃。购买预包装食品时，要注意查看食物成分表，选择钠盐含量较低的食品，以及具有"低盐""少盐"或"无盐"标识的食品。

学龄儿童应尽量减少各种糖块的摄入，如奶糖、水果糖、凝胶糖果（软糖）等。同时，含糖饮料是儿童添加糖摄入的主要来源之一，应少喝或不喝；冰激凌、巧克力、蜜饯、果酱等食物在加工过程中都会添加大量的糖，也要少吃。还有一些菜品，如糖醋排骨也含有较多的糖，也不能吃太多。

很多食物含脂肪都较高，学龄儿童应该尽量减少摄入。尽量少吃油炸食品，如炸鸡腿、炸薯条、油条等；炒菜时，部分烹调油会留在菜汤里，因此尽量不要喝菜汤；一些奶油蛋糕、饼干、面包可能含反式脂肪酸，也要少吃。购买预包装食品时，应注意查看食物成分表，尽量选择不含"人造奶油""部分氢化植物油""起酥油""植脂末"等成分的食品。

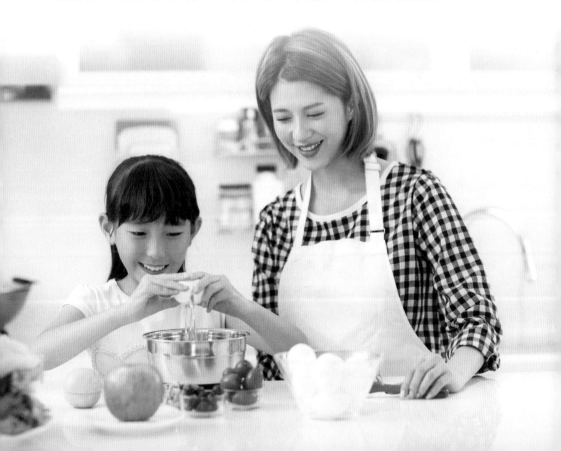

天天喝奶，足量饮水，不喝含糖饮料，禁止饮酒

准则三

提要

奶制品营养丰富，是钙和优质蛋白质的良好食物来源。足量饮水是机体健康的基本保障，有助于维持身体活动和认知能力，学龄儿童应每天至少摄入 300g 液态奶或相当量的奶制品，要足量饮水，少量多次，首选白水。饮酒有害健康，常喝含糖饮料会增加患龋齿、肥胖的风险，学龄儿童正处于生长发育阶段，应禁止饮酒及含酒精饮料；应不喝含糖饮料，更不能用含糖饮料代替白水。

关键推荐

- 天天喝奶，每天 300ml 及以上液态奶或相当量的奶制品。
- 主动足量饮水，每天 800~1 400ml，首选白水。
- 不喝或少喝含糖饮料，更不能用含糖饮料代替水。
- 禁止饮酒和喝含酒精饮料。

奶制品含有丰富的钙，是优质蛋白质和 B 族维生素的良好来源，学龄儿童应每天至少摄入 300ml 液态奶或相当量的奶制品。足量饮水是机体健康的基本保障，有助于维持身体活动和认知能力，学龄儿童要足量饮水，每天 800~1 400ml，少量多次，首选白水。常喝含糖饮料会增加患龋齿、肥胖的风险，学龄儿童应不喝含糖饮料，更不能用含糖饮料代替白水。由

于学龄儿童的发育尚未完全，对酒精的耐受力低，容易发生酒精中毒及脏器功能损害，并导致学习能力下降，应禁止饮酒及喝含酒精饮料。

🥢 实践应用

1. 天天喝奶

奶制品营养全面、丰富，学龄儿童每天应摄入 300ml 及以上液体奶或相当量的奶制品。不同奶制品如鲜奶（杀菌乳）、常温奶（灭菌乳）、酸奶、奶粉或奶酪等的营养成分差别不大，都可以选择，其中酸奶应选择添加糖少的，奶酪应选择含盐低的。乳糖不耐受的儿童，可选择酸奶、奶酪或其他低乳糖产品。

把奶制品当作日常膳食不可缺少的组成部分。任何时间都可以饮奶，如早餐一杯牛奶，午餐一杯酸奶，就可以达到一天至少 300ml 的推荐量；对于睡觉比较晚的初三、高三学生，可以在晚上 20：00—21：00 喝一杯牛奶。应将奶制品作为一日三餐应吃的食物，如酸奶水果沙拉、奶酪蔬菜沙拉、燕麦牛奶粥、奶酪三明治等。

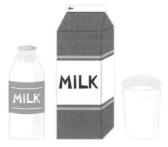

300 毫升牛奶 =300 毫升酸奶 =37.5 克奶粉 =30 克奶酪

＊按照与鲜奶的蛋白质比折算

2. 足量饮水

每天应足量饮用清洁卫生的白水。在温和气候下，轻身体活动水平的 6 岁儿童每天饮水 800ml，7~10 岁儿童每天饮水 1 000ml；11~13 岁男生每天饮水 1 300ml，女生每天饮水 1 100ml；14~17 岁男生每天饮水 1 400ml，女生每天饮水 1 200ml。

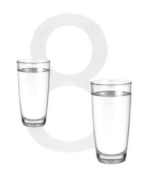

应主动喝水、少量多次。感觉口渴已经是身体明显缺水的信号，应主动饮水，不要等到口渴了再喝水。喝水可以在一天的时间中，每次约半杯或1杯，每次喝水100~200ml。可早、晚各饮1杯水，其他时间里可以每1~2小时喝一杯水。睡眠时由于呼吸作用、隐性出汗和尿液分泌等，不知不觉会丢失水分，建议睡前喝一杯水。起床后虽无口渴感，但体内仍会因缺水而血液黏稠，喝水有助于增加循环血容量，降低血液黏度，建议早晨起床后空腹喝一杯水。进餐前不要大量饮水，否则会冲淡胃液，影响食物的消化吸收。学龄儿童一日饮水时间及饮水量建议见表2。

在进行身体活动时，要注意身体活动前、中和后水分的摄入，可分别喝水100~200ml，以保持良好的水合状态。当身体活动强度较大、时间较长时，需要根据机体排汗量等补充水分，并酌情补充电解质。

表2 学龄儿童一日饮水时间及饮水量建议

时间段	时间	饮水		
		杯	饮水量/ml	建议饮水类型
起床后至早餐前	6:00—8:00	半杯至1杯	100~200	白水
早餐后至午餐前	8:00—10:00	半杯至1杯	100~200	薄荷/柠檬水或白水
	10:00—12:00	半杯至1杯	100~200	薄荷/柠檬水或白水
午餐	12:00—14:00	半杯至1杯	100~200	白水
午餐后至晚餐前	14:00—16:00	半杯至1杯	100~200	薄荷/柠檬水
	16:00—18:00	半杯至1杯	100~200	薄荷/柠檬水
晚餐	18:00—20:00	半杯至1杯	100~200	白水
睡前	20:00—22:00	半杯至1杯	100~200	白水

如果孩子不喜欢喝没有味道的白水，可以在水中加入 1~2 片新鲜柠檬片或 3~4 片薄荷叶等丰富水的色彩和味道，也可以自制一些传统饮品，如绿豆汤、酸梅汤等，注意不要添加糖。

③. 不喝或少喝含糖饮料，更不能用饮料替代水

多数饮料都含有添加糖，过量饮用含糖饮料会增加患龋齿、肥胖等疾病的风险，建议不喝含糖饮料，更不能用含糖饮料替代水。

如果要喝饮料，应注意：①选购时要看包装上的营养成分表，选择碳水化合物或糖含量低的饮料。②购买小包装饮料，一次不要喝太多。③喝完含糖饮料后要注意口腔卫生，用清水漱口。④可通过增加身体活动来消耗含糖饮料提供的能量，避免其在体内转化成脂肪蓄积，以一听含糖饮料（330ml）为例，其所含能量约为150kcal，一个50kg体重的儿童，需要跑步约30分钟，或快走75分钟，才能消耗掉这些能量。需要知晓的是，增加身体活动只能消耗部分能量，并不能完全消除含糖饮料带来的健康危害。⑤应选择正规厂家生产的产品，不选无生产日期、无质量合格证及无生产厂家的"三无"产品。⑥不选择功能饮料。12 岁及以下儿童不喝浓茶、咖啡等含咖啡因的饮品。

家长应充分认识到含糖饮料对健康的危害，为孩子准备白水，不购买或少购买含糖饮料，自己也要以身作则，不喝或少喝含糖饮料。学校应加强宣传教育，给学生提供安全的饮用水，学校食堂和小商店等不应销售含糖饮料。政府相关部门应限制针对儿童的含糖饮料营销活动，增加预包装食品标签的警示标识。企业应逐渐减少产品中添加糖的含量，主动标示含糖量和警示标识。

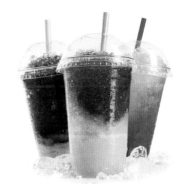

4. 禁止饮酒和含酒精饮料

贴士 酒精饮料是指供人们饮用的且乙醇（酒精）含量在 0.5%vol 以上的饮料，包括各种发酵酒、蒸馏酒及配制酒。

学龄儿童应充分认识饮酒对生长发育和健康的危害，不尝试饮酒和喝含酒精饮料。家长要避免当着孩子的面饮酒，不让孩子尝试饮酒；加强对儿童聚会、聚餐的引导，避免饮酒。学校应开展饮酒有害健康的宣教活动，加强对学生的心理健康引导，任何人不得在学校和其他未成年人集中活动的公共场所饮酒。要加强《中华人民共和国未成年人保护法》中规定的禁止向未成年人售酒、学校周边不得设立酒销售网点等的执行力度。要加强对酒精饮料的管理，普及酒及酒精饮料标示"儿童不饮酒"的警示标识。全社会应该营造一种饮酒有害健康的氛围，包括危害健康、不好社会形象，以免学龄儿童模仿，自觉做到不尝试饮酒和含酒精饮料。

科学依据

关键事实

- 奶制品可以促进学龄儿童的骨骼健康。
- 水摄入不足影响儿童认知和体能；足量饮水可降低含糖饮料和能量的摄入。
- 过多摄入含糖饮料可增加学龄儿童患龋齿、肥胖等的风险。
- 学龄儿童饮酒易引起酒精中毒及脏器功能损害，并导致学习能力下降、产生暴力或者攻击他人的行为。

1. 经常摄入奶制品促进骨骼健康

奶类的钙含量和生物利用率相对都比较高，是钙的良好食物来源。我国历次的居民营养与健康调查结果表明，我国学龄儿童的膳食钙摄入普遍较低，超过 90% 以上的学龄儿童膳食钙摄入量低于 EAR 水平。这与他们奶制品的消费水平低有关，我国 6~17 岁儿童平均每天奶制品摄入量占推荐量的 15% 以下，不足 5% 的学龄儿童奶制品摄入量达到推荐量的 80% 以上，农村儿童更低。

经常摄入适量奶制品对于促进骨骼健康非常重要。成人骨骼的 45% 是在青春期形成，人体对钙的需要量和吸收率都比较高，儿童期的钙营养状况对成人峰值骨量的高低起着决定性的作用。一项对北京市 757 名青春前期女生开展的强化钙和维生素 D 牛奶随机对照干预研究观察到，青春期女生增加奶制品摄入能明显促进骨矿物累积，而且这种对骨骼发育的促进作用在干预研究停止 3 年后仍然能够持续一段时间。儿童期是饮食行为形成的关键时期，在这一时期养成饮奶的良好习惯，将受益一生。

2. 常喝含糖饮料增加学龄儿童患龋齿和肥胖的风险

我国学龄儿童喝饮料普遍，并呈增加趋势。2010—2012 年中国居民营养与健康状况监测显示，6~17 岁儿童饮料摄入频次平均每周 3.9 次，每周喝饮料 3 次及以上的比例为 42.9%。其中，城市高于农村，尤其是大城市，平均每周 5.9 次，每周喝饮料 3 次及以上的比例达 57.8%；随年龄增长，饮料消费频次增加。《中国居民营养与慢性病状况报告（2020 年）》

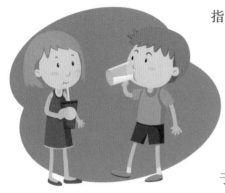

指出，18.9% 的中小学生经常饮用含糖饮料。中国儿童和乳母营养与健康监测（2016—2017 年）显示，66.2% 的 6~17 岁儿童喝饮料。在饮用饮料的儿童中，每周饮用频次≥4 次的比例为 39.3%，城市（42.4%）高于农村（36.0%），男性（40.6%）高于女性（37.9%），12~17 岁人群（47.4%）高于 6~11 岁（31.8%）。饮用饮料的儿童平均每天饮料消费量 193.8g。国家食品安全风险评估专家委员会发布的"中国城市居民糖摄入水平及其风险评估"报告中，在我国 18 个省（自治区、直辖市）32 个城市调查点 13 083 名调查对象中开展的居民食物消费量进行的结果显示，不同年龄阶段人群含糖饮料的选择和摄入量存在差异。含糖乳饮料的消费者主要集中在 3~6 岁、7~12 岁和 13~17 岁人群，含糖饮料的消费者主要集中在 7~12 岁、13~17 岁和 18~29 岁人群。3 岁及以上城市居民对糖摄入贡献最高的三个饮料亚类为碳酸饮料、果蔬汁类及其饮料、茶饮料，分别占比 7.1%、3.8% 和 2.5%；含糖乳饮料对糖摄入贡献率为 1.4%，其他含糖饮料合计占 2.9%。7~12 岁、13~17 岁组人群糖摄入贡献率最高的饮料种类为碳酸饮料，分别占比 8.2% 和 16.4%。

大量科学研究表明，常喝含糖饮料危害儿童健康。来自美国、英国、澳大利亚、荷兰和中国的多项研究发现，过多摄入含糖饮料可以增加学龄儿童患龋齿的风险。英国一项在 1 149 名 12 岁儿童中随访两年的队列研究显示，研究开始时每天喝碳酸饮料会增加 2 年后龋齿发生风险（$OR=1.46$，$95\%CI$：1.08-1.97）。2020 年德国一项在 10 岁及 15 岁儿童中开展的队列研究显示，在随访 10 年时，含糖饮料摄入量与龋失补牙面数（$OR=1.29$，$95\%CI$：1.06-1.57）、光滑面龋（$OR=1.24$，$95\%CI$：1.03-1.49）以及龋失补牙面数与光滑面龋之和（$OR=1.27$，$95\%CI$：1.05-1.55）的增加显著相关；在随访 15 年时，含糖饮料摄入量与龋失补牙面数（OR=1.12，95%CI：1.01-1.25）的增加显著相关。WHO 营养与口腔健康合作中心关于糖与龋齿的系统综述中纳入儿童青少年的研究 50 篇，其中 42 篇显示添加糖摄入量与龋齿有关；分析结果认为当糖摄入量 <10% 能量（约 50g）时，显示龋齿的发生率下降；当添加糖摄入量 <5% 能量（约 25g）时，龋齿发病率显著下降。

　　系统综述、荟萃分析、队列研究以及随机对照试验等研究结果表明，增加含糖饮料的摄入会增加学龄儿童肥胖的风险，减少含糖饮料的摄入，将降低肥胖的风险。2013 年，15 个队列研究在 25 745 名儿童中进行的荟萃分析提示，每天增加 1 份（330~350ml）含糖饮料的摄入，持续 1 年可使儿童 BMI 增加 0.06kg/m^2；对 5 个随机对照研究（2 772 名儿童）的荟萃分析显示，减少含糖饮料摄入可使儿童 BMI 降低 0.17kg/m^2。2015 年，一篇包括中国儿童的荟萃分析（儿童 32 678 名）显示，每天每增加 1 份（335~350ml）含糖饮料摄入，可以使儿童 BMI1 年内增加 0.03kg/m^2。一项分析 12 岁以下儿童含糖饮料消费和肥胖之间关系的系统综述，纳入了 37 项队列研究和 1 项随机对照研究，结果表明，含糖饮料的摄入和肥胖及中心性肥胖之间呈正相关关系。另一项对 2013—2015 年间关于含糖饮料与肥胖之间关系研究的系统综述，纳入了 17 项队列研究和 3 项随机对照试验，其中 17 项队列研究表明，含糖饮料的摄入量与 BMI 之间呈正相关，3 项随机对照试验也支持这个结论。

③. 饮水不足降低儿童认知能力和身体活动能力

　　水约占人体组成的 70%，还参与人体新陈代谢的全过程，充足饮水是体力、脑力和健康的基础。儿童处于生长发育的关键时期，体表面积较大，身体中含水量和代谢率较高，肾脏的调节能力有限，与成年人相比，易发生水不足或缺乏，直接影响到儿童的身体健康、智力发育以及行为活动表现。我国儿童的饮水量普遍偏低，未达到足量饮水的建议。2016年一项横断面调查显示，4~9岁和10~17岁城市儿童饮水量966ml、1 177ml，45%的4~9岁城市儿童和36%的10~17岁城市儿童能达到水的适宜摄入量。

饮水不足导致的脱水状态会损害其认知能力。来自意大利、以色列、英国等多项研究发现，饮水不足导致的脱水状态会损害认知能力。2005年，以色列一项在58名10~12岁儿童中开展的研究显示，在自然情况下发生脱水时，其听觉数字广度（auditory digit span）、语言灵活能力（semantic flexibility）和图像识别能力都有降低的倾向。2009年，英国一项在23名年龄6~7岁的儿童中的研究发现，即使仅在轻度脱水的情况下，补充水分后，幸福感、视觉注意力和视觉追踪能力也会有所改善；其后对58名7~9岁儿童的研究显示，补充水分能改善视觉注意力；另外一项英国在40名平均年龄为8岁儿童中开展的研究显示，补充水分后其短期记忆力得到改善。2012年，一项在意大利生活在热带气候中的168名9~11岁的儿童中开展的研究显示，84%的学生在早晨处于脱水状态，并且脱水会损失短期记忆力，补充水分后，短期记忆力得到改善。

儿童饮水不足会对体能产生负面影响。美国一项在33名平均年龄在12岁的儿童中开展的研究显示，参加足球夏令营儿童的尿液渗透压低于正常值，属于脱水状态，并且脱水导致了体力恢复困难和后续的体能受损。

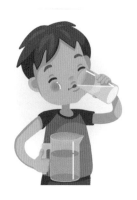

另一项在希腊开展的研究中，将92名10~15岁运动员作为研究对象，对其宣传饮水益处，结果发现，仅通过饮水宣教的干预，在短短两天内就可以改善运动员的饮水状况，并改善他们耐力运动的表现。

足量饮水可降低含糖饮料和能量的摄入，增加脂肪代谢，从而有助于降低体重，达到预防和控制儿童超重肥胖的目的。美国一项在 1 065 562 名小学生中开展的干预研究显示，安装饮水设施与 zBMI 降低有关（男生 β=−0.025，95% CI：−0.038-−0.011；女生 β=−0.022，95% CI：−0.035-−0.008），可降低超重发生的风险（男生 β=−0.9%，95% CI：0.015-0.003；女生 β=−0.6%，95% CI：0.011-0.000）。两项 RCT 结果显示，通过在学校安装饮水装置和教师的饮水教育等措施比不采用任

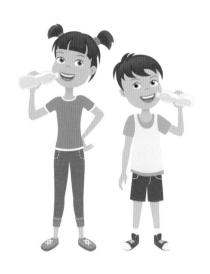

何干预措施的学校，有助于降低儿童发生超重（男孩 RR=0.009，95%CI：−0.015-−0.003；女孩 RR=0.006，95%CI：−0.011-−0.000）和肥胖风险（男孩 RR=0.005，95%CI：−0.010-−0.001；女孩 RR=0.003，95%CI：−0.007-−0.001）。一项在肥胖者中进行的 RCT 研究中，进行了为期 8 周干预，干预措施为喝白水代替饮料和足量饮水，结果发现其尿渗透压降低，体重减轻 0.9kg。另一项 RCT 结果显示，肥胖儿童按 10ml/kg 饮用水 24 分钟后，静息脂肪氧化增加。因此，足量饮水可降低含糖饮料和能量的摄入，增加脂肪代谢，从而有助于降低体重，达到预防和控制儿童超重肥胖的目的。

4. 儿童饮酒易发生酒精中毒及脏器功能损害

WHO 发布的《2018 全球酒精与健康状况报告》指出，2016 年，全球 15~19 岁青少年中，26.5% 为目前饮酒者，13.6% 的人在过去 30 天中至少有一次酒精摄入 60g 及以上。我国 15~19 岁青少年中，20.4% 的人过去 30 天中至少有一次酒精摄入 60g 及以上，而饮酒者中有 49.4% 的人过去 30 天中至少有一次酒精摄入 60g 及以上，男性远高于女性。2014 年 6 城市中学生饮酒状况调查显示，12 岁以上中学生曾饮酒率高达 51.2%，过去 30 天的饮酒率为 19.5%，酗酒率为 3.2%，醉酒率为 15.4%，28% 的在 10 岁

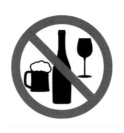

以前就尝试过饮酒。

　　与成年人相比，学龄儿童饮酒导致的后果往往更加严重。由于儿童的发育尚未完全，对酒精的耐受力低，容易发生酒精中毒及脏器功能损害。儿童大脑结构和功能仍处于发育阶段，酒精摄入可导致神经发育受阻，波及认知和行为，导致学习能力下降。饮酒还会导致学龄儿童产生暴力或者攻击他人的行为。全球疾病负担分析显示，2019年中国5~14岁儿童中，每年与酒精有关的死亡占该年龄组死亡总数2.04%（1.22%~2.92%）。WHO在2016年发布的《全球酒精与健康状况报告》指出，在全球15~19岁人群中，每年与酒精有关的死亡约占该年龄组死亡总数的8%（图2）。

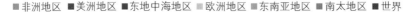

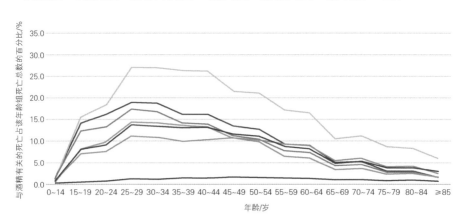

图2　2016年与酒精有关的死亡占该年龄组死亡总数的百分比

链 接

1. 饮料

饮料指经过定量包装的、供直接饮用或按一定比例用水冲调或冲泡饮用的，乙醇含量（质量分数）不超过 0.5% 的制品，也可为饮料浓浆或固体形态。按照《饮料通则（GB/T 10789—2015）》的分类，饮料可分为：包装饮用水、果蔬汁类及其饮料、蛋白饮料、碳酸饮料（汽水）、特殊用途饮料、风味饮料、茶（类）饮料、咖啡（类）饮料、植物饮料、固体饮料、其他类饮料等十一类。

含糖饮料指在饮料中人工添加糖［包括"单糖"（如葡萄糖）和"双糖"（如蔗糖和麦芽糖），不包括"多糖"（如淀粉）］，乙醇含量不超过质量分数为 0.5% 的饮料。市售的饮料大多为含糖饮料，一些常见饮料的含糖量举例见表 3。

表 3 常见含糖饮料的含糖量

名称	总糖 [a]/(g·100ml⁻¹)	名称	总糖 [a]/(g·100ml⁻¹)
果蔬汁		特殊用途饮料 [d]	8.22 ± 3.13
- 果汁 [b]	11.90 ± 3.31	咖啡饮料	7.25 ± 1.23
- 复合果蔬汁	10.80 ± 0.06	植物饮料 [e]	6.86 ± 2.54
- 番茄汁	3.00	茶饮料 [f]	4.63 ± 2.60
果奶味饮料	11.50 ± 3.13	固体饮料 [g]	
碳酸饮料	9.77 ± 1.09	- 奶茶	30.10 ± 1.30
蛋白饮料 [c]	8.92 ± 3.42	- 咖啡	34.90 ± 2.45

[a] 总糖主要指具有还原性的葡萄糖，果糖，戊糖，乳糖和在测定条件下能水解为还原性的单糖的蔗糖，麦芽糖以及可能部分水解的淀粉。采用离子交换色谱 - 脉冲安培积分检测法。

[b] 主要为橙汁、葡萄汁，少量为雪梨汁、山楂果茶汁、椰子汁；

[c] 核桃和杏仁露、不同口味的乳饮料。

[d] 运动饮料、功能饮料。

[e] 液体豆浆、豆奶和燕麦浓浆。

[f] 凉茶、茉莉茶、绿茶、菊花茶。

[g] 单位为 g /100g。

引自：侯琳琳，张雪松，王国栋，等 . 超市常见含糖预包装食品中糖含量分析［J］. 卫生研究，2017，46（3）：416-428.

2. 含乳饮料 ≠ 奶制品

含乳饮料指以乳或乳制品为原料，添加或不添加其他食品原辅料和 /或食品添加剂，经加工或发酵制成的制品，如配制型含乳饮料、发酵型含乳饮料、乳酸菌饮料等。多数含乳饮料的主要成分是水，营养价值远低于奶制品（表 4 ）。

表 4　100g 牛奶和乳酸饮料部分营养成分比较

营养成分含量	牛奶	某乳酸饮料
蛋白质 /g	3.0	0.9
维生素 A/μgRE	24	2.0
维生素 B_1/mg	0.03	0.01
维生素 B_2/mg	0.14	0.02
钙 /mg	104	14
铁 /mg	0.3	0.1
锌 /mg	0.42	0.04
硒 /μg	1.94	0.89

引自：杨月欣 . 中国食物成分表 [M] . 2 版 . 北京：北京大学医学出版社，2009.

3. 学龄儿童不饮酒的法律法规

《中华人民共和国未成年人保护法》（2020 年第二次修订，2021 年 6月 1 日起施行）第十七条规定，"未成年人的父母或者其他监护人不得实施下列行为（四）放任、唆使未成年人吸烟（含电子烟，下同）、饮酒、赌博、流浪乞讨或者欺凌他人。"

第五十八条规定，"学校、幼儿园周边不得设置营业性娱乐场所、酒吧、互联网上网服务营业场所等不适宜未成年人活动的场所。营业性歌舞娱乐场所、酒吧、互联网上网服务营业场所等不适宜未成年人活动场所的经营者，不得允许未成年人进入；游艺娱乐场所设置的电子游戏设备，除国家法定节假日外，不得向未成年人提供。经营者应当在显著位置设置未成年人禁入、限入标志；对难以判明是否是未成年人的，应当要求其出示身份证件。"

第五十九条规定，"学校、幼儿园周边不得设置烟、酒、彩票销售网点。禁止向未成年人销售烟、酒、彩票或者兑付彩票奖金。烟、酒和彩票经营者应当在显著位置设置不向未成年人销售烟、酒或者彩票的标志；对难以判明是否是未成年人的，应当要求其出示身份证件。"；"任何人不得在学校、幼儿园和其他未成年人集中活动的公共场所吸烟、饮酒。"

第一百二十四条规定，"违反本法第五十九条第二款规定，在学校、幼儿园和其他未成年人集中活动的公共场所吸烟、饮酒的，由卫生健康、教育、市场监督管理等部门按照职责分工责令改正，给予警告，可以并处五百元以下罚款；场所管理者未及时制止的，由卫生健康、教育、市场监督管理等部门按照职责分工给予警告，并处一万元以下罚款。"

2021年1月1日，《深圳经济特区健康条例》正式实施，规定医疗卫生机构与、专门为未成年人服务的社会福利机构以及主要为未成年人提供教育、教学、活动的场所"禁止销售酒精饮料，禁止使用自动售卖设备销售酒精饮料。对难以判明是否已成年的，应当要求其出示身份证件；对不能出示身份证件的，不得向其出售酒精饮料"。违反该规定的，市场监督管理部门将责令改正，并处3万元罚款。条例还要求"酒精饮料、碳酸饮料的销售者，应当在货架或者柜台上，设置符合标准的健康损害提示标识"。如果商家不设置相关标识，则由市场监督管理部门予以警告，并责令限期改正。

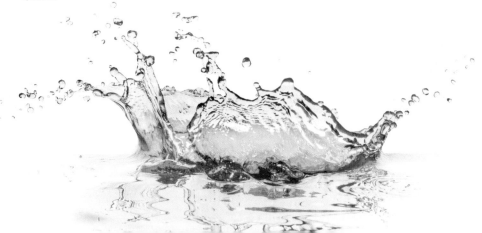

准则四

多户外活动，少视屏时间，每天 60 分钟以上中高强度身体活动

提 要

积极规律的身体活动、充足的睡眠有利于学龄儿童的正常生长发育和健康。学龄儿童应每天累计进行至少 60 分钟的中高强度身体活动，以全身有氧活动为主，其中每周至少 3 天的高强度身体活动。身体活动要多样，其中包括每周 3 天增强肌肉力量和 / 或骨健康的运动，至少掌握一项运动技能。多在户外活动，每天的视屏时间应限制在 2 小时内，保证充足睡眠。家庭、学校和社会应为学龄儿童创建积极的身体活动环境。

关键推荐

- 每天应累计至少 60 分钟中高强度的身体活动。
- 每周至少 3 次高强度的身体活动，3 次抗阻力活动和骨质增强型活动。
- 增加户外活动时间。
- 减少静坐时间，视屏时间每天不超过 2 小时，越少越好。
- 保证充足睡眠。

● 家长、学校、社区共建积极的身体活动环境，鼓励孩子掌握
至少一项运动技能。

进行规律的身体活动、更多地参与户外活动，同时减少静坐及视屏时间、保证充足的睡眠，有助于改善学龄儿童的骨骼健康、体重状况、心肺耐力、肌力和肌耐力，降低慢性疾病发病风险，并能提高他们的认知能力和学习成绩。因此，要鼓励学龄儿童进行多种多样的户外运动，保证每天至少 60 分钟的中高强度的身体活动，同时减少静坐时间，特别是视屏时间。

🥢 实践应用

1. 开展规律、多样的身体活动

身体活动包括交通、家务、休闲活动、体育活动以及以健身为目的的运动锻炼。在保证安全的前提下，可采用步行或骑车的方式上下学。上好学校体育课，并在课间进行走、跑、游戏等的身体活动，避免久坐；积极参加足球、篮球、排球等体育活动，做到每天进行累计至少 60 分钟以有氧运动为主的中高强度（呼吸急促、心率加快、可进行语言交流；主观感觉稍费力）身体活动。其中，每周应有 3 天的高强度运动（呼吸加深加快、心率大幅度增加、语言交流困难；主观感觉费力），如快跑、游泳、健美操、追逐游戏等；每周应有 3 天（隔天进行）增强肌肉力量和 / 或骨健康的运动，如仰卧卷腹、俯卧撑、平板撑、引体向上、跳绳、跳高、跳远和爬山等（表 5）。

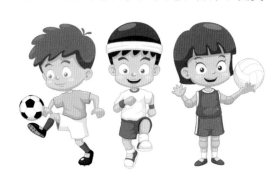

表 5　儿童一周身体活动示例

时间	校内身体活动		校外身体活动	
	活动内容	活动时长 /min	活动内容	活动时长 /min
周一	体育课	45	增强肌肉力量和 / 或骨健康的运动	30
	课间活动	30		
周二	课间活动	30	打篮球	60
周三	体育课	45	增强肌肉力量和 / 或骨健康的运动	30
	课间活动	30		
周四	课间活动	30	健美操	60
周五	体育课	45	增强肌肉力量和 / 或骨健康的运动	30
	课间活动	30		
周六			踢足球	90
周日			远足 / 中长跑	90

　　在进行中高强度身体活动之前应做好充分的热身活动，注意身体活动姿势的正确，以及低、中和高强度身体活动之间的过渡环节，身体活动后应进行积极的拉伸练习，以避免损伤发生。

　　可依据环境情况如空气质量指数来选择进行身体活动的场所和类型。雾霾天或空气污染严重时，可选择在室内进行协调性和平衡性练习如仰卧起坐、瑜伽等，可以适当延长身体活动间隔，降低身体活动强度。空气质量指数及身体活动建议见表6。

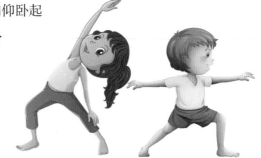

表 6　空气质量指数及身体活动建议

空气质量指数	空气质量指数类别	健康效应	身体活动建议
0~50	优	空气质量令人满意,基本无空气污染	进行户外身体活动
51~100	良	空气质量可接受,但某些污染物可能对极少数异常敏感学龄儿童健康有较弱影响	
101~150	轻度污染	出现刺激症状,呼吸道症状轻度加剧	减少户外身体活动
151~200	中度污染	症状加剧,对心脏及呼吸系统可能产生影响	
201~300	重度污染	普遍出现呼吸系统症状,心血管疾病或呼吸系统疾病患儿症状显著加剧	避免户外身体活动
>300	严重污染	出现明显强烈的呼吸道症状,心血管疾病或呼吸系统疾病患儿死亡风险增加	

2. 减少视屏等久坐行为的时间

学龄儿童、家长及学校应了解久坐行为身心健康的危害。学龄儿童应减少长时间视屏等久坐行为，避免由于课业任务多而导致的久坐行为时间增加。

减少视屏等久坐行为时间的建议：

（1）家长、教师等应在学龄儿童坐姿时间大于 60 分钟时提醒他们进行适当的身体活动。

（2）不在卧室、餐厅等地方摆放电视、电脑等，限制使用手机、电脑和看电视等视屏时间在 2 小时内，越少越好。

（3）在学校课间休息时，应进行适当身体活动。

3. 鼓励并支持孩子掌握至少一项运动技能

鼓励并支持孩子掌握至少一项运动技能，有助于培养其养成规律身体活动的习惯，也是增强体质的关键。

建议通过以下方法帮助孩子掌握运动技能：

（1）加强身体活动教育与引导，宣传身体活动重要性，培养孩子身体活动兴趣。

（2）学校应教授运动技能，确保学生校内每天体育活动时间不少于1小时，每周参与中等强度的体育活动要达到3次以上。小学生体育教学内容设计以培养兴趣为主，初中生体育教学设计则以多个运动项目、多样运动技能和多种练习方法为主，高中生则根据自己的兴趣，发展某一项体育运动作为方向，进一步掌握。

（3）家长为孩子提供必要的运动服装和器具，与孩子一起进行身体活动。

（4）儿童自身应注重身体活动技能的培养，主动学习和掌握运动技能。

4. 共建安全、便利的身体活动环境

以家庭为基础，家长、学校、社会共同为提高学龄儿童身体活动水平创建安全、便利、积极的身体活动环境。家长应和孩子一起制订作息时间表和身体活动计划，合理分配学习、身体活动和睡眠时间；建立适宜增加学龄儿童身体活动的家庭环境，如上下学步行、参加家务劳动等；培养孩子的运动兴趣，与孩子一起进行形式多样的身体活动。

学校在帮助合理执行身体活动计划的同时，改善校内活动场地和设施，增加学龄儿童户外活动时间。提供更多高质量体育教育和更积极的身体活

动体验和机会，培养终身锻炼的意识。

社区应广泛开展增加身体活动、减少久坐行为的宣传，改善校外活动场地和设施，并提供身体活动指导和安全保障，促进学龄儿童健康成长。

5. 保证充足的睡眠

充足的睡眠是一天活动和学习效率的保证。6~12 岁儿童，每天安排 9~12 个小时的睡眠，不要少于 9 个小时。13~17 岁儿童每天睡眠时长应为 8~10 个小时。

为了保证充足睡眠，应做到：

（1）应从社会、家庭、学校等多方面入手，加强健康教育与引导，宣传睡眠的重要性。

（2）家长帮助孩子创建一个放松、安静的就寝环境，养成定时睡眠的习惯。

（3）减少或避免影响孩子睡眠的因素，如噪声、温度过高或过低，光线太强等。

（4）让孩子入睡前有良好的心理状态，缓解其可能因学业紧张引起的压力，可在睡前听舒缓音乐。

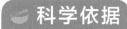

科学依据

关键事实

- 增加身体活动促进学龄儿童身体健康。
- 增加身体活动有助于学龄儿童心理健康。
- 增加身体活动有助于促进学龄儿童智力发展、提高学习效率。
- 身体活动水平不足、视屏时间增加危害学龄儿童身心健康。
- 睡眠不足影响学龄儿童身体健康。
- 增加户外活动促进学龄儿童身心健康、预防近视。

1. 增加身体活动促进学龄儿童身体健康

身体活动不足是导致慢性病死亡的第四位危险因素，已成为 21 世纪最大的公共卫生问题。学龄儿童的身体活动不足与不健康饮食行为、低心肺耐力，以及超重 / 肥胖的风险增加密切相关，增加身体活动能够促进骨骼、肌肉的健康、缓解压力、降低心血管疾病、肥胖的发生率。

增加身体活动可以促进学龄儿童骨骼和肌肉组织的生长，使其成年后得到较大健康收益。针对学龄儿童 25 项横向调查、15 项纵向研究显示，青春期男孩的中高强度身体活动水平与其髋骨和股骨的骨骼健康正相关，而久坐行为和视屏时间均与骨硬度显著负相关（$P<0.01$）；一项对 84 名炎症性肠病儿童（14.3 岁 ±2.7 岁）的骨骼健康调查发现，患病儿童的身体活动总时间和中等到大强度身体活动水平比例与其骨矿物质密度呈正相关（$\beta=0.26$，$P<0.05$）。因此，增加身体活动，特别是中高强度的身体活动可以改善和促进学龄儿童的骨骼健康。

心肺耐力是健康的核心要素。良好的心肺耐力水平代表着机体的循环系统、呼吸系统具备较好的功能状态。中高强度的身体活动水平与学龄儿童心肺耐力正相关，在 9 553 名亚洲 12~15 岁学龄儿童中开展的研究发现，中重度身体活动较低（<30min/d）儿童的有氧耐力跑成绩明显低于符合指南推荐的人（>60min/d）。

2. 增加身体活动有助于心理健康

中等以上的身体活动有助于促进儿童人际交往能力，大量身体活动能够提升儿童身体自尊和整体自尊，同时，身体活动不仅可以直接影响儿童人际交往能力，还可以通过促进自尊感进一步改善人际交往能力；身体活动对超重儿童的紧张、愤怒、抑郁的降低和积极自我的提高具有促进作用，对身体自尊的健康满意度外其他维度的提高都具有促进作用；研究表明，与性别、年龄、收入等因素相比，身体活动更能促进心理健康，使心理健康负担平均每月减少 1.49 天，其中群体类的运动项目如骑行、慢跑等收益最大。

走路上下学、户外活动或参加运动类的身体活动影响儿童的心理健康，2019 年 María 等对 12 篇文献（3 篇随机对照试验，9 篇非随机对照试验）进行荟萃分析发现，身体活动对 6~18 岁学龄儿童心理健康有明显作用（ES=0.173，95%CI: 0.106-0.239），身体活动对抑郁、压力等心理困扰和自我形象、生活满意度等心理健康相关。心盛量表反映人体心理健康水平和幸福感，2016 年一项在 60 名儿童进行运动干预的随机对照试验显示，将 3 次 / 周、8~10min/ 次的高强度间歇运动与有氧运动和耐力运动结合，进行为期八周运动干预，有氧运动干预组心盛量表得分提高 2.81 分（95% CI: −2.06-7.08），耐力运动干预组得分提高 2.96 分（95% CI: −1.82-7.75）。对 49 项前瞻性研究（共纳入 266 939 名调查对象）分析发现，与较低身体活动人群相比，较高身体活动水平人群患抑郁症风险更低（AOR=0.83，95% CI: 0.79-0.88），而在年轻群体中，身体活动干预对预防抑郁症有显著作用（AOR=0.90，95% CI: 0.83-0.98）。对 38 项研究（25 篇随机对照试验、13 篇非随机对照实验，共纳入 2 991 名调查对象）分析发现，身体活动干预能够提高学龄儿童的自我效能（$Hedges'g$=0.29，95% CI: 0.14-0.45）、自我概念（$Hedges'g$=0.49，95% CI: 0.10-0.88）以及自我价值（$Hedges'g$=0.31，95% CI: 0.13-0.49）。

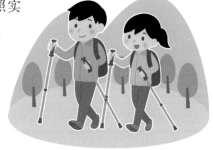

3. 增加身体活动有助于促进智力发展、提高学习效率

规律的长时间身体活动可以提高脑源性神经营养因子的水平，直接促

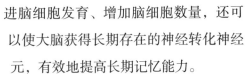

进脑细胞发育、增加脑细胞数量，还可以使大脑获得长期存在的神经转化神经元，有效地提高长期记忆能力。

以身体活动与课堂教学结合起来的模式进行 8 周干预后，学生的数学成绩相比于传统教学明显提高；对 23 篇文献（4 453 名学龄儿童）进行 Meta 分析显示，急性身体活动促进学龄期儿童认知功能发展（*Hedges'g*=0.24，95% *CI*：0.08-0.40），提高学龄期儿童的拼写能力（*Hedges'g*=0.25，95% *CI*：0.03-0.48）；调查七年级学生三年学习成绩影响因素（869 份、860 份和 833 份资料）进行纵向研究，结果显示学习压力（*OR*=0.68，95% *CI*：0.64-0.72）、视屏时间（*OR*=0.75，95% *CI*：0.70-0.79）是学习成绩的危险因素，体育活动（*OR*=1.06，95% *CI*：1.01-1.11）是学习成绩的保护因素。

④ 长时间视屏等久坐行为危害学龄儿童的身心健康

我国儿童身体活动不足、静态生活方式增加已成为普遍状态。《2014年全民健身活动状况调查公报》显示在 6~19 岁的中国儿童中，仅有33.2% 可以每周至少参加 7 次体育锻炼；2016 年《全国中小学生体育健身效果调研》数据显示只有 29.9% 达到"每日最少 60 分钟中高运动强度"的推荐要求；2018 年《全球儿童、青少年身体活动报告》显示，我国儿童的身体活动水平在 49 个被调查国家中排名最后；与视屏相关的久坐时间过长是儿童身体活动水平降低的主要原因。2016 年调查数据显示，约75.2% 的学龄儿童工作日每天至少有 2 个小时的静坐少动时间，其中有62.4% 的学龄前儿童，37% 的学龄儿童的每日视屏时间远远超出了 WHO 及我国对儿童视屏时间的推荐量。

学龄儿童即使达到每天 60 分钟中高强度身体活动推荐量，但如果每天仍有较长时间的久坐行为，依然会对其未来健康产生不利影响。视屏时间过长延迟生长发育过程，调查分析 2 441 名学龄儿童（男：1 227 名，女：1 214 名）24 个月和 36 个月时视屏时间与发育情况（developmental screening test）的关系，结果显示视屏时间与较差的发育有关（24 个月：$\beta=-0.06$，95% CI：-0.10--0.01；36 个月：$\beta=-0.08$，95% CI：-0.13--0.02）。身体活动可以预防学龄儿童抑郁症的发生，而较长时间的静坐行为则相反，分析 67 077 名学龄儿童（13.8 岁 ±0.9 岁，女孩占 50.6%）一天中静坐时间（包括坐着看电视、玩计算机游戏、与朋友聊天的时间，不含坐着做家庭作业的时间）与过去 12 个月抑郁症状显示，与久坐时间小于 1h/d 相比，大于等于 3h/d 的学龄儿童抑郁症患病率呈线性增加，进一步荟萃分析发现久坐≥3h/d 出现抑郁症状几率会增加 20%（$OR=1.20$，95% CI：1.16-1.24）。

⑤. 睡眠不足影响学龄儿童身体健康

睡眠不足是学龄儿童超重和肥胖发生的重要危险因素，同时也会造成上课注意力不集中、记忆力下降、学习效率降低等不良后果。2010 年以来，我国学龄儿童的睡眠不足人数不断增加；6~17 岁学龄儿童平均每天睡眠时间随着年龄段的增长呈现递减趋势，其中 69.8% 的人平均每天睡眠时间不足；9~18 岁 172 710 名汉族学龄儿童中，睡眠不足人数有 133 410 人，占总调查人数的 77.2%，其中肥胖人数有 8 358 人，中心性肥胖者有 12 244 人，分别占肥胖人数的 6.3% 和 17.9%，睡眠不足学生中肥胖和中心性肥胖检出率最高。

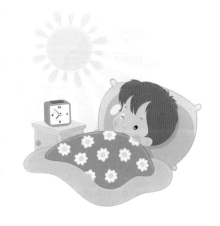

睡眠时间与糖尿病的发生相关，对 21 篇文献（11 篇文献、10 份报告，共 482 502 名研究对象）荟萃分析，其中

18 443 人患有 2 型糖尿病，追踪研究 2.5~16 年结果发现，睡眠时间和 2 型糖尿病存在 U 形剂量 - 反应关系，每天 7~8 小时的睡眠时间的人 2 型糖尿病患病率最低，与每天 7 小时睡眠时间的人相比，每天睡眠时间减少 1 小时，患病风险增加 1.09 倍（OR=1.09，95% CI: 1.04-1.15），睡眠时间每增加 1 小时，患病风险增加 1.14 倍（OR=1.14，95% CI: 1.03-1.26）。

睡眠时间与代谢综合征也表现出 U 形关联，每晚睡眠 7 小时的人发生代谢综合征的风险最低，观察到的代谢综合征严重程度评分也最低。调查 133 608 名研究对象（男：44 930，女：88 678）睡眠时间与代谢综合征关系发现，与每天睡眠 6~8 小时的人相比，睡眠时间少于 6 小时的人群与代谢综合征（OR=1.12，95%CI: 1.05-1.19）和腰围升高（OR=1.15，95%CI: 1.08-1.23）发生相关，同时还发现，男性睡眠时间超过 10 小时与代谢综合征（OR=1.28，95%CI: 1.08-1.50）和甘油三酯水平升高（OR=1.33，95%CI: 1.14-1.56）有关，女性睡眠时间超过 10 小时与代谢综合征（OR=1.40，95%CI: 1.24-1.58）和甘油三酯水平升高（OR=1.41，95%CI: 1.25-1.58）有关。

6. 增加户外活动促进身心健康、预防近视

户外活动与学龄儿童近视发病率负相关，户外活动时间越长，近视率的发生率则越低，学龄儿童近视发病率逐年升高主要问题并不在于数字设备的使用，而在于使用这些设备时转向室内环境，户外活动减少从而导致接触阳光的时间变短所致，更多的户外活动意味着更多地接触阳光，有效延缓和降低近视的发生率。

对来自 11 个国家的 30 篇文献（2002—2019 年，纵向队列研究 10 篇和横断面研究 20 篇，116 191 人）进行荟萃分析，正视学龄儿童身体活动时长与近视发病呈负相关关系（OR=0.90；95% CI: 0.86-0.94），近视

学龄儿童身体活动时长与近视进展无相关关系（*OR*=0.99；95% *CI*：0.93-1.05）。辽宁省 16 716 名四至六年级学龄儿童近视影响因素调查发现，与教学楼内休息相比，户外的课间休息场所与近视发生呈负相关（*OR*=0.90；95% *CI*：0.82-0.98）；一项深圳市 3 073 名学生近视及影响因素调查发现，高中生白天累计户外活动时间≥2 小时与近视发生呈负相关（*OR*=0.70，95% *CI*：0.49-1.00），同时，体育课的次数与近视的发生呈负相关（每周 2 节：*OR*=0.34，95% *CI*：0.13-0.91；每周 4 节：*OR*=0.23，95% *CI*：0.08-0.62；每周 5 节及以上：*OR*=0.33，95% *CI*：0.11-0.97）。

链 接

1. 身体活动

身体活动指任何骨骼肌收缩引起的高于基础代谢水平能量消耗的机体活动，包括职业工作、家务、休闲活动、体育运动以及健身健康为目的的身体锻炼。

2. 运动

运动是身体活动的一种具体类型，是为了改善或维持身体适能（包括身体成分、心肺耐力、肌肉耐力、肌肉力量、灵活性、平衡能力以及反应时间等）、运动技能、健康，而进行的有规律、有计划、有组织的身体活动，属于中高强度身体活动。运动按类型可分为有氧运动、无氧运动和抗阻运动。其中，游泳、慢跑、骑自行车等由大肌肉群参与为主的、有节律的长时间运动是有氧运动；举重、百米冲刺、摔跤等短时间、大强度运动为无氧运动；俯卧撑、引体

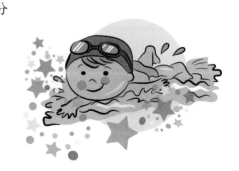

向上、哑铃推举等对抗阻力（外力或自身重力）的运动为抗阻运动。

3. 身体活动不足

身体活动不足是身体活动没有达到身体活动指南推荐量，对于学龄儿童，是指每日中高强度的身体活动没有达到 60 分钟。

4. 久坐行为

久坐行为是在清醒状态下坐姿、斜靠或卧姿时任何能量消耗≤1.5 METs 的行为。常见的久坐行为包括：在坐姿、斜靠或卧姿时的"视屏时间"活动（如看电视、使用计算机、平板电脑、手机等）；坐姿时阅读、画画、做功课；学校里的坐姿，乘坐交通工具时的坐姿等。

5. 视屏时间

视屏时间指看电视、用电脑、用手机和玩电子游戏（不含在电视和电脑上玩的电子游戏）的持续时间。

6. 身体活动强度

身体活动强度是指完成动作时用力的大小和身体的紧张程度，可以通过主观感觉、心率及能量消耗等指标来判断。

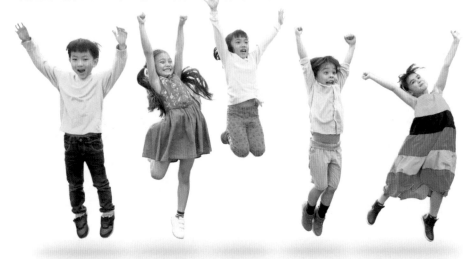

（1）从主观感觉判断

运动自觉量表（rating of perceived exertion，RPE）是用来反映身体活动中自我感觉运动强度的量表，表7显示了RPE量表等级与主观运动对应强度分类；使用RPE量表能够简单有效地推断运动能力、判定运动强度。

低强度身体活动是指引起呼吸频率以及心率稍有增加，感觉轻松的身体活动；例如，在平坦的地面缓慢地步行、站立时轻度的身体活动（如整理床铺、洗碗等）、演奏乐器等。中等强度身体活动是指需要适度的体力消耗，呼吸比平时较急促，心率也较快，微出汗，但仍然可以轻松说话；例如，以正常的速度骑自行车、快步走、滑冰等。高强度身体活动是指需要较多的体力消耗，呼吸比平时明显急促，呼吸深度大幅增加，心率大幅增加，出汗，停止运动、调整呼吸后才能说话；例如，搬运重物、快速跑步、激烈打球、踢球或快速骑自行车等（表7）。

表7 身体活动自觉量表与身体活动强度

等级	主观身体活动感觉	运动强度分类
6	安静	静息
7	非常轻松	较低强度
8		
9	很轻松	
10	轻松	低强度
11		
12	稍费力	中等强度
13		
14	费力	高强度
15		
16		

续表

等级	主观身体活动感觉	运动强度分类
17	很费力	极大强度
18	很费力	极大强度
19	非常费力	
20	精疲力竭	最高强度

（2）监测心率判定运动强度

通过测量运动后的脉搏来评估学龄儿童运动强度也是比较简单有效的方法，测量运动结束即刻计数 10 秒桡动脉脉搏，乘以 6 换算成每分钟心率（即运动后即刻心率），根据以下公式计算不同年龄的最大心率百分比，通过表 8 可以判断身体活动强度。

最大心率百分比 = 运动后即刻心率 /［220– 年龄（岁）］×100%

表 8　最大心率与身体活动强度

最大心率百分比	身体活动强度分类
<35%	较低强度
35%~59%	低强度
60%~79%	中等强度
80%~89%	高强度
≥90%	极大强度

（3）代谢当量也是评估身体活动强度的指标，又称梅脱（MET），指进行某项活动时的能量消耗速率与静息时的比值，通过查询身体活动代谢当量（表 9），即可判断相应的运动强度。

- 静息活动：≤1.5METs
- 低强度活动：1.1~2.9METs
- 中等强度活动：3.0~5.9METs

- 高强度活动：≥6.0METs

表 9　常见身体活动代谢当量

身体活动	代谢当量 /METs
坐姿安静地玩游戏、看电脑、看电视、做作业	1.1~1.8
站立式身体活动	1.6~2.0
提轻物体	2.0~3.0
家务活动	1.9~4.2
全身活动的视频游戏	1.8~4.8
步行(0.8~6.4km/h)	2.5~5.3
柔软体操、体操	2.8~6.7
跳舞、爬楼梯	3.0~5.5
自行车、滑板车	3.6~7.8
体育运动(乒乓球、足球、篮球等)	3.4~8.9
游戏(跳绳、攀爬、捉人游戏等)	4.9~8.6
跑步(4.8~12.9km/h)	4.7~11.6

⑦ 世界卫生组织对 5~17 岁人群的身体活动建议

2020 年世界卫生组织制定的《身体活动和久坐行为指南》中建议，5~17 岁儿童平均每天至少进行 60 分钟的中等到剧烈强度的身体活动，有氧运动为主；每周至少应有 3 天进行剧烈强度有氧运动以及强壮肌肉和骨骼的运动。

⑧ 常见适合学龄儿童的有氧运动、肌肉力量练习和骨骼强化活动

常见的适合学龄儿童的有氧运动、肌肉力量练习和骨骼强化活动如表 10 所示。

表 10　学龄儿童有氧运动、肌肉力量练习、骨强化活动举例

活动类型	学龄儿童
中等强度有氧运动	<ul><li>快走</li><li>骑自行车</li><li>活跃的娱乐活动，如远足、玩无马达的滑板车、游泳</li><li>玩需要抛和接的游戏，如棒球和垒球</li></ul>
较大强度有氧运动	<ul><li>跑步</li><li>骑自行车</li><li>涉及抛和追的活动性游戏，如捉迷藏或夺旗橄榄球</li><li>跳绳</li><li>越野滑雪</li><li>体育运动，如足球、篮球、游泳、网球</li><li>武术</li><li>充满活力的舞蹈</li></ul>
肌肉力量练习	<ul><li>游戏，如拔河比赛</li><li>抗阻运动，对抗自身体重或弹力带</li><li>爬绳或爬树</li><li>攀爬操场上的器械</li><li>某些形式的瑜伽</li></ul>
骨强化活动	<ul><li>单脚跳、双脚跳、跳远</li><li>跳绳</li><li>跑步</li><li>需要跳远或快速变向的运动</li></ul>

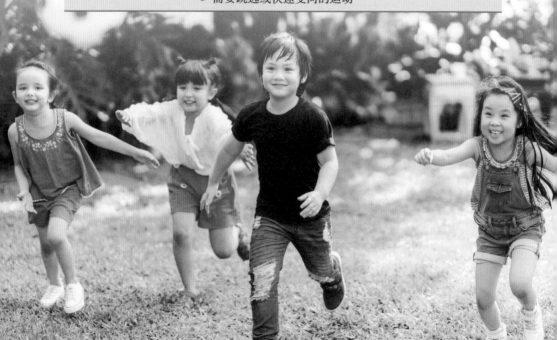

定期监测体格发育，保持体重适宜增长

准则五

提 要

营养不足和超重肥胖都会影响儿童生长发育和健康。学龄儿童应树立科学的健康观，正确认识自己的体型，定期测量身高和体重，通过合理膳食和充足的身体活动保证适宜的体重增长，预防营养不足和超重肥胖。对于已经超重肥胖的儿童，应在保证体重适宜增长的基础上，控制总能量摄入，逐步增加身体活动时间、频率和强度。家庭、学校和社会应共同参与儿童肥胖防控。

关键推荐

- 定期测量身高和体重，监测生长发育。
- 正确认识体型，科学判断体重状况。
- 合理膳食、积极身体活动，预防营养不足和超重肥胖。
- 个人、家庭、学校、社会共同参与儿童肥胖防控。

🥢 实践应用

定期监测身高和体重

贴士　学龄儿童身高、体重能够反映体格发育水平，主要经历 3 个阶段：①相对稳定期：青春期发育前，身高与体重增长持续而稳定，儿童身高每年增长 5~7cm，体重增长 2~3kg；②生长突增期：是青春期的主要表现之一，进入突增高峰时身高一年可增长 10~14cm，体重一年可增长 8~10kg；③生长停滞期：自青春期中后期开始，身高与体重一般逐渐停止明显增长。

定期测量身高和体重，能够及时了解学龄儿童体格发育水平的动态变化。建议监测的频率为：学龄儿童应至少每周自测 1 次体重，每季度自测 1 次身高。学校应为学龄儿童每年至少进行 1 次身高、体重测量及性征发育检查。对生长缓慢、性发育明显提前和落后、营养不良或肥胖的儿童，应增加测量的频率，每 3~6 个月 1 次，必要时做骨龄检测及其他的临床检查，以便及时发现问题，对症治疗。

（1）正确认识和评估体型

适宜的身高和体重增长是学龄儿童营养均衡的体现，应树立科学的健

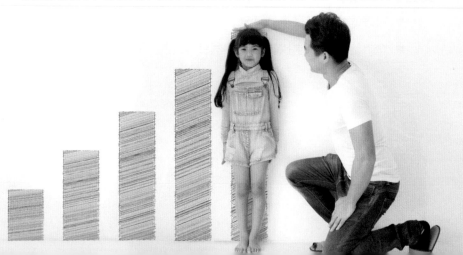

康观，正确认识体型，保证适宜体重增长。有些青春期女生过度追求苗条体型而过度节食，会导致机体新陈代谢紊乱，严重者甚至死亡。家长和学校也要倡导科学的健康观，对青春期女生加强引导，树立正确的体型认知，适应青春期体型变化。

> **贴士** 营养不良是指人体能量和／或营养摄入不足、过量或不平衡。营养不良包括营养不足，如发育不良（年龄别身高偏低）、消瘦（身高别体重偏低）、体重不足（年龄别体重偏低），还包括微量营养素缺乏或不足，如缺乏重要的维生素和矿物质，以及超重、肥胖和饮食相关的非传染性疾病（如心脏病、脑卒中、糖尿病和癌症）。

根据我国卫生行业标准《学龄儿童青少年营养不良筛查》（WS/T 456—2014）判断儿童的营养不良。先采用身高结合年龄判断是否是生长迟缓；除生长迟缓外，再用 BMI 界值范围进行消瘦判断。

采用 BMI 作为一般性肥胖的初筛指标，根据我国卫生行业标准《学龄儿童青少年超重与肥胖筛查》（WS/T 586—2018）来判断儿童超重肥胖。采用腰围（waist circumference，WC）作为中心型肥胖的辅助性筛查，根据我国卫生行业标准《7~18 岁儿童青少年高腰围筛查界值》（WS/T 611—2018）来判断儿童中心型肥胖。

（2）预防和改善营养不足

应该通过合理膳食和充足身体活动来预防营养不良。已经属于营养不良的儿童，要在保证能量摄入充足的基础上，增加鱼、禽、蛋、瘦肉、豆制品等富含优质蛋白质食物的摄入，每天食用奶及奶制品，每天吃新鲜的蔬菜和水果；保证一日三餐，纠正偏食挑食和过度节食等不健康饮食行为，并保持适宜的身体活动。

家长应该和孩子一起设定营养改善目标，通过参与、鼓励、说服、结构化的方式鼓励儿童合理选择健康食物、做到合理膳食、不偏食挑食，而不采用宽容、忽视或强制方式增加儿童食物摄入量。同时，父母应和孩子一起进行身体活动，将有趣的身体活动方式引入家庭生活，锻炼和增强儿童体质。学校应开展营养健康教育，提供符合要求的营养午餐、进行身体活动的设施。社区可通过健康宣传教育让家长和儿童了解营养不良的危害，共同建成健康的食物环境。学龄儿童如出现较为严重的营养不良，应及时就医。

（3）预防和控制肥胖

应通过合理膳食和充足身体活动来保持学龄儿童体重的适宜增长，预防肥胖的发生。已经肥胖的儿童，要在保证正常生长发育的前提下调整膳食结构、控制总能量摄入，减少高糖、高脂肪、高能量食物的摄入，合理安排三餐。重度肥胖的儿童，应控制每天能量摄入，严格限制高能量食物如油炸食品、糖、奶油制品等的摄入。在饮食调整的同时配合行为矫正，并逐步增加身体活动频率、强度和时长，养成规律身体活动的习惯，减少久坐活动。在控制体重的过程中，需要注意监测体重的动态变化，以便及时调整控制体重的措施。

学龄儿童肥胖的防控需要家庭、学校和社会的共同参与。父母需以身作则，通过行为示范作用，鼓励和支持孩子养成健康饮食行为和规律进行身体活动等习惯。父母应该营造健康的家庭食物环境，保证孩子经常并方便获得低能量、营养密度高的健康食物，如新鲜蔬菜、水果、全谷物、奶制品等；减少提供高能量、营养密度低的不健康食物，如油炸食品、含糖饮料等。

学校也是儿童肥胖防控的重要场所。学校应提供与儿童年龄、身高、身体活动能力相匹配的身体活动设施，增加课外活动时间，鼓励课间进行丰富多彩的体育活动，加强学校营养健康教育，提供营养均衡的学校餐，制定相关学校政策，减少或避免高盐、高糖及高脂肪食物的供应，保证纯牛奶、水果、坚果等食物的供应。保证儿童在学校可以便捷地获得安全、免费的白水。

社会环境因素，尤其家庭及学校周边的食物售卖环境和建成环境，可能影响儿童食物选择以及身体活动水平，进而对体重产生影响，需建设支持性、健康的社会食物环境和身体活动环境。

科学依据

关键事实

- 学龄儿童营养不良、超重肥胖和隐性饥饿共存。
- 学龄儿童超重肥胖快速上升，增加儿童期、成年期慢性病发生风险。
- 膳食和身体活动是影响学龄儿童肥胖发生发展的重要因素。

1. 我国学龄儿童存在营养不良、超重肥胖和隐性饥饿的三重挑战

近些年来，我国儿童营养状况得到明显改善，表现在平均身高和体重不断增加，但也面临营养不足、微量营养素不足和超重肥胖的三重挑战。一方面，儿童营养不良情况虽然改善但依然存在，据《中国居民营养与慢性病状况报告（2020 年）》数据显示，6~17 岁儿童生长迟缓率从 4.7% 降到了 2.2%。

另一方面，我国儿童超重肥胖率较高，我国 6~17 岁儿童青少年超重肥胖率已达到 19%。除此之外，我国儿童仍存在隐性饥饿的现象，我国 6~17 岁儿童青少年贫血率为 6.1%；钙、铁、维生素 A 等微量营养素不足或缺乏还普遍存在。

2. 我国儿童肥胖率呈现快速上升趋势，危害儿童健康并增加儿童期及成年期慢性病发生风险

我国分别于 1959 年、1982 年、1992 年、2002 年、2010—2012 年和

2015—2017 年进行了六次全国性的营养调查。与 1982 年相比，2015—2017 年我国 6~17 岁学龄儿童超重率由 1.2% 增至 11.1%，肥胖率由 0.2% 增至 7.9%。其中，男生超重率由 1.1% 增至 12.7%，肥胖率由 0.2% 增至 10.0%；女生超重率由 1.3% 增至 9.3%，肥胖率由 0.1% 增至 5.6%（图 3）。

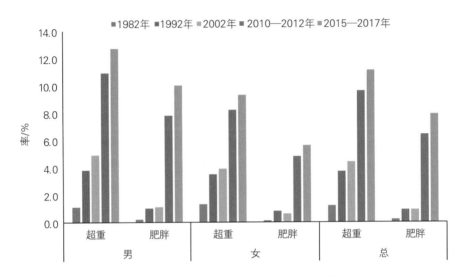

图 3　我国学龄儿童超重肥胖率变化趋势

如果不采取有效的干预措施，到 2030 年，7 岁及以上儿童超重及肥胖检出率将达到 28.0%，超重及肥胖人数将达到 4 948 万。

肥胖本身是一种疾病，也是多种非传染性慢性疾病的危险因素。儿童肥胖会危害心血管系统、内分泌系统、呼吸系统和肝脏、运动骨骼、心理行为及认知智力等方面，还会增加成年期患慢性病的风险（图 4）。

肥胖与儿童高血压存在密切关系，约 50% 的儿童高血压伴有肥胖。2010 年中国学生体质与健康调研对 7~10 岁的 40 495（男生占 49.8%）名学龄儿童血压调查结果显示，儿童高血压患病率与肥胖类型相关，表现为复合型肥胖组 > 单纯腹型肥胖组 > 非超重组。2004—2013 年针对北京市 7~17 岁学龄儿童的调查显示，随着肥胖患病率的增加，以及肥胖儿童中重度肥胖构成比的上升，近 10 年肥胖儿童中高甘油三酯（TG）血症患

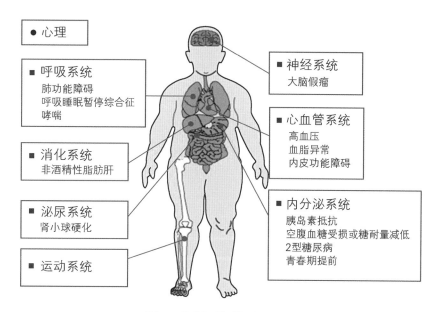

图 4　儿童肥胖对健康的危害

病率从 15.4% 上升到 24.7%，低高密度脂蛋白胆固醇（HDL-C）血症患病率从 18.5% 上升到 27.6%。2013 年北京市肥胖学生血脂异常检出率为 43.2%，其中男生为 44.6%，女生为 40.4%，男生高于女生。2014 年，北京市通过超声检查对 410 名 6~18 岁儿童进行心血管结构和功能的评估，发现肥胖儿童心脏每搏输出量明显增高，已发生左心室重塑，左心室舒张末期内径、收缩末期内径、室间隔舒张末期厚度、左室后壁舒张末期厚度、左心室质量、左心室质量指数明显大于同龄正常体重儿童。2013 年北京市 3 个区县 17 所中小学 1 896 名 6~18 岁肥胖中小学生健康评估体检显示，肥胖学生高血糖（空腹血浆葡萄糖≥5.6mmol/L）检出率为 66.6%。以儿童代谢综合征中国工作组在北京、天津、杭州、上海、重庆、南宁等 6 个城市开展的调查结果显示，儿童代谢综合征检出率分别为 2.4% 和 1.4%，肥胖儿童的代谢综合征检出率分别为 28.8% 和 16.8%。2010 年中国学生体质与健康调研数据显示，肥胖儿童体重肺活量指数显著低于正常体重儿童。肥胖引起的心理行为问题在儿童中已很常见，并且对儿童的认知及智力产生一定程度的影响。学龄儿童超重肥胖还可能影响青春期发育，2003 年北京市对 19 085 名 6~18 岁学龄儿童进行青春期发育与超重肥胖关系的研究，发现女童 BMI 和体脂肪含量与青春期早发育呈正相关，而男性 BMI 和体脂肪含量与青春期早发育的联系恰恰相反，青春期早发育组的 BMI 高于晚发育组，而体脂肪含量却低于晚发育组。儿童肥胖还会增加哮喘、睡眠呼吸障碍和非酒精性脂肪性肝病等疾病的发生风险。

学龄儿童期超重肥胖更易延续至成年期，增加成年期慢性病的风险。2009—2015 年，加拿大、芬兰、立陶宛、中国、印度的 5 篇随访时间长达 22~35 年的队列研究显示，约有 83% 的学龄儿童期超重者持续至成年期；学龄儿童高 BMI 与成年期代谢综合征、糖尿病的发病风险正相关，并增加成年期内全因性死亡风险。

链 接

1. 学龄儿童体格发育的阶段变化规律

学龄儿童身高、体重能够反映体格发育水平，主要经历 3 个阶段：①相对稳定期：青春期发育前，身高与体重增长持续而稳定，儿童身高每年约增长 5~7cm，体重增长 2~3kg；②生长突增期：是青春期的主要表现之一，进入突增高峰时身高一年可增长 10~14cm，体重一年即可增长 8~10kg；③生长停滞期：自青春期中后期开始，身高与体重一般逐渐停止明显增长。

2. 学龄儿童营养不良的定义和类型

营养不良是指人体能量和 / 或营养摄入不足、过量或不平衡。营养不良一词包括两大类情况。一个是"营养不足"，包括发育不良（年龄别身高偏低）、消瘦（身高别体重偏低）、体重不足（年龄别体重偏低）和微量营养素缺乏或不足（缺乏重要的维生素和矿物质）。另一种是超重、肥胖和饮食相关的非传染性疾病（如心脏病、脑卒中、糖尿病和癌症）。

第三部分

中国儿童
平衡膳食算盘

（2022）

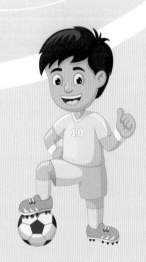

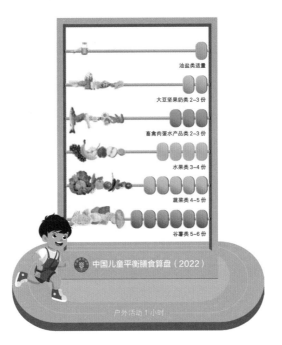

为了更形象地展示学龄儿童膳食指南核心推荐内容，根据儿童平衡膳食模式的合理组合搭配和食物摄入基本份数，制定了"中国儿童平衡膳食算盘"。"中国儿童平衡膳食算盘"适用于所有儿童，其食物分量适用于中等身体活动水平下8~11岁儿童。算盘用色彩来区分食物类别，用算珠个数来示意膳食中食物分量。其他年龄阶段儿童的食物摄入量可参考附录。

算盘分为6层，从上往下依次为：油盐类、大豆坚果奶类、畜禽肉蛋水产品类、水果类、蔬菜类、谷薯类。浅棕色算珠代表谷薯，每天应该摄入5~6份；绿色代表蔬菜，每天应该摄入4~5份；黄色代表水果，每天应该摄入3~4份；橘红色代表畜禽肉蛋水产品等动物性食品，每天应该摄入2~3份;蓝色代表大豆坚果奶制品，每天应该摄入2~3份;橙黄色代表油盐，应适量摄入。儿童挎着水壶跑步，表达了鼓励喝白水，不忘天天运动、积极锻炼身体的推荐。

第四部分

学龄儿童
平衡膳食宝塔

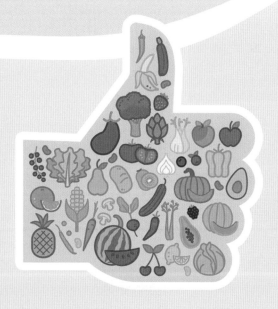

学龄儿童膳食宝塔是根据《学龄儿童膳食指南（2022）》的内容，结合中国儿童膳食的实际情况，把平衡膳食的原则转化为各类食物的数量和所占比例的图形化表示。

学龄儿童膳食宝塔形象化的组合，遵循了平衡膳食的原则，体现了在营养上比较理想的基本食物构成。宝塔共分为5层，各层面积大小不同，体现了5类食物和食物量的多少。5类食物包括谷薯类、蔬菜水果、畜禽鱼蛋类、奶类、大豆和坚果类以及烹调用油盐。食物量是根据不同能量需求量水平设计。按照不同年龄阶段学龄儿童的能量需求，制定了6~10学龄儿童平衡膳食宝塔，11~13岁学龄儿童平衡膳食宝塔和14~17岁学龄儿童平衡膳食宝塔。宝塔旁边的文字注释，表明了不同年龄阶段儿同在不同能量需要水平时，一段时间内每人每天各类食物摄入量的建议值范围。

一、6~10岁学龄儿童平衡膳食宝塔

6~10岁学龄儿童能量需要水平：1 400~1 600kcal/d。

第一层 谷薯类食物	每天摄入谷类150~200g，其中包含全谷物和杂豆类30~70g；每天摄入薯类25~50g。
第二层 蔬菜、水果类食物	每天蔬菜摄入量至少达到300g，水果150~200g。
第三层 鱼、禽、肉、蛋等 动物性食物	每天摄入畜禽肉40g，水产品40g，蛋类25~40g。
第四层 奶类、大豆和坚果	每天应至少摄入相当于鲜奶300g的奶及奶制品。每周摄入大豆105g，其他豆制品摄入量需按蛋白质含量与大豆进行折算。每周摄入坚果50g。

第五层 烹调油和盐	每天食盐摄入量不要超过 4g，烹调油摄入量为 20~25g。

身体活动和饮水

推荐低身体活动水平的 6 岁学龄儿童每天至少饮水 800ml，一天中饮水和整体膳食（包括食物中的水、汤、粥、奶等）水摄入量共计为 1 600ml。推荐 7~10 岁学龄儿童每天至少饮水 1 000ml，一天中饮水和整体膳食水摄入量共计为 1 800ml。在高温或高身体活动水平的条件下，应适当增加饮水量。

6~10 岁学龄儿童平衡膳食宝塔

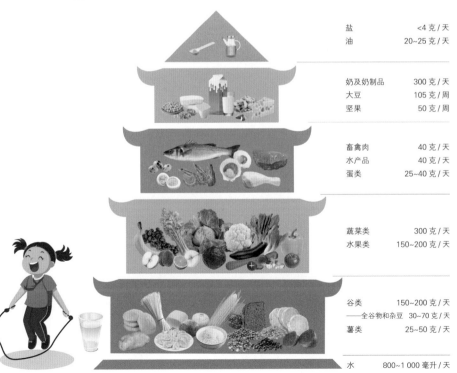

盐	<4 克 / 天
油	20~25 克 / 天
奶及奶制品	300 克 / 天
大豆	105 克 / 周
坚果	50 克 / 周
畜禽肉	40 克 / 天
水产品	40 克 / 天
蛋类	25~40 克 / 天
蔬菜类	300 克 / 天
水果类	150~200 克 / 天
谷类	150~200 克 / 天
——全谷物和杂豆	30~70 克 / 天
薯类	25~50 克 / 天
水	800~1 000 毫升 / 天

推荐6~10岁学龄儿童每天累计进行至少60分钟的中高强度身体活动，以全身有氧活动为主，其中每周至少3天的高强度身体活动。身体活动要多样，其中包括每周3天增强肌肉力量和/或骨健康的运动，至少掌握一项运动技能。

二、$11\sim13$岁学龄儿童平衡膳食宝塔

11~13岁学龄儿童能量需要水平：1 800~2 000kcal/d。

第一层 谷薯类食物	每天摄入谷类 225~250g，其中包含全谷物和杂豆类 30~70g；每天摄入薯类 25~50g。
第二层 蔬菜、水果类食物	每天蔬菜摄入量 400~450g，水果 200~300g。
第三层 鱼、禽、肉、蛋等 动物性食物	每天摄入畜禽肉 50g，水产品 50g，蛋类 40~50g。
第四层 奶类、大豆和坚果	每天应至少摄入相当于鲜奶 300g 的奶及奶制品。每周摄入大豆 105g，其他豆制品摄入量需按蛋白质含量与大豆进行折算。每周摄入坚果 50~70g。
第五层 烹调油和盐	每天食盐摄入量不要超过 5g，烹调油摄入量为 25~30g。

身体活动和饮水

推荐 11~13 岁男童每天至少饮水 1 300ml，女童 1 100ml；11~13 岁男童一天中饮水和整体膳食水摄入量共计为 2 300ml，女童为 2 000ml。在高温或高身体活动水平的条件下，应适当增加饮水量。

推荐 11~13 岁学龄儿童每天累计进行至少 60 分钟的中高强度身体活动，以全身有氧活动为主，其中每周至少 3 天的高强度身体活动。身体活动要多样，其中包括每周 3 天增强肌肉力量和 / 或骨健康的运动，至少掌握一项运动技能。

11~13 岁学龄儿童平衡膳食宝塔

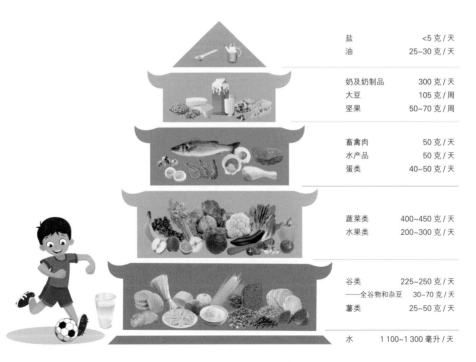

盐	<5 克 / 天
油	25~30 克 / 天
奶及奶制品	300 克 / 天
大豆	105 克 / 周
坚果	50~70 克 / 周
畜禽肉	50 克 / 天
水产品	50 克 / 天
蛋类	40~50 克 / 天
蔬菜类	400~450 克 / 天
水果类	200~300 克 / 天
谷类	225~250 克 / 天
——全谷物和杂豆	30~70 克 / 天
薯类	25~50 克 / 天
水	1 100~1 300 毫升 / 天

三、14~17岁学龄儿童平衡膳食宝塔

14~17岁学龄儿童能量需要水平：2 000~2 400kcal/d。

第一层 谷薯类食物	每天摄入谷类250~300g，其中包含全谷物和杂豆类50~100g；每天摄入薯类50~100g。
第二层 蔬菜、水果类食物	每天蔬菜摄入量450~500g，水果300~350g。
第三层 鱼、禽、肉、蛋等 动物性食物	每天摄入畜禽肉50~75g，水产品50~75g，蛋类50g。
第四层 奶类、大豆和坚果	每天应至少摄入相当于鲜奶300g的奶及奶制品。每周摄入大豆105~175g，其他豆制品摄入量需按蛋白质含量与大豆进行折算。每周摄入坚果50g~70g。
第五层 烹调油和盐	每天食盐摄入量不要超过5g，烹调油摄入量为25~30g。

身体活动和饮水

推荐14~17岁男童每天至少饮水1 400ml，女童1 200ml；14~17岁男童一天中饮水和整体膳食水摄入量共计为2 500ml，女童为2 200ml。在高温或高身体活动水平的条件下，应适当增加饮水量。

推荐14~17岁学龄儿童每天累计进行至少60分钟的中高强度身体活动，以全身有氧活动为主，其中每周至少3天的高强度身体活动。身体活动要多样，其中包括每周3天增强肌肉力量和/或骨健康的运动，至少掌握一项运动技能。

14~17 岁学龄儿童平衡膳食宝塔

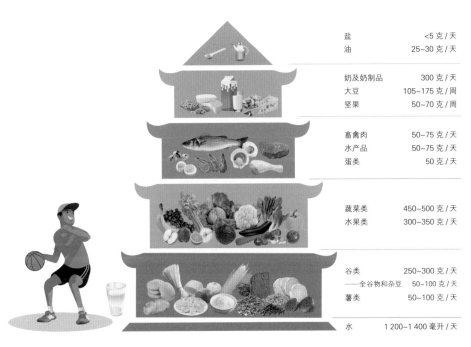

盐	<5 克 / 天
油	25~30 克 / 天
奶及奶制品	300 克 / 天
大豆	105~175 克 / 周
坚果	50~70 克 / 周
畜禽肉	50~75 克 / 天
水产品	50~75 克 / 天
蛋类	50 克 / 天
蔬菜类	450~500 克 / 天
水果类	300~350 克 / 天
谷类	250~300 克 / 天
——全谷物和杂豆	50~100 克 / 天
薯类	50~100 克 / 天
水	1 200~1 400 毫升 / 天

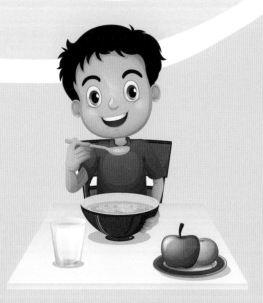

第五部分

附　录

附录一　学龄儿童各类食物建议摄入量 *

食物类别	单位	6~10 岁	11~13 岁	14~17 岁
谷类	g/d	150~200	225~250	250~300
—全谷物和杂豆	g/d	30~70	30~70	50~100
薯类	g/d	25~50	25~50	50~100
蔬菜类	g/d	300	400~450	450~500
水果类	g/d	150~200	200~300	300~350
畜禽肉	g/d	40	50	50~75
水产品	g/d	40	50	50~75
蛋类	g/d	25~40	40~50	50
奶及奶制品	g/d	300	300	300
大豆	g/ 周	105	105	105~175
坚果	g/ 周	50	50~70	50~70
盐	g/d	<4	<5	<5
油	g/d	20~25	25~30	25~30
水	ml/d	800~1 000	1 100~1 300	1 200~1 400

　* 能量需要量水平计算，按照 6~10 岁（1 400~1 600kcal/d），11~13 岁（1 800~2 000kcal/d），14 岁及以上（2 000~2 400kcal/d）；大豆建议摄入量以干黄豆计算；坚果建议摄入量以果仁计算。

　引自：中国营养学会 . 中国居民膳食指南（2022）. 北京：人民卫生出版社，2022.

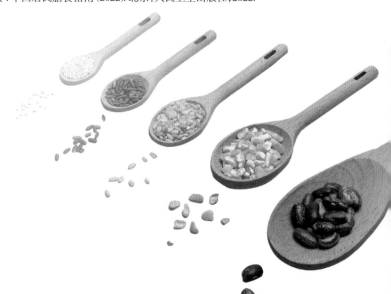

附录二　用于筛查 6~18 岁学龄儿童 生长迟缓的年龄别身高的界值

单位:cm

年龄 / 岁	男生	女生
6.0~	≤106.3	≤105.7
6.5~	≤109.5	≤108.0
7.0~	≤111.3	≤110.2
7.5~	≤112.8	≤111.8
8.0~	≤115.4	≤114.5
8.5~	≤117.6	≤116.8
9.0~	≤120.6	≤119.5
9.5~	≤123.0	≤121.7
10.0~	≤125.2	≤123.9
10.5~	≤127.0	≤125.7
11.0~	≤129.1	≤128.6
11.5~	≤130.8	≤131.0
12.0~	≤133.1	≤133.6
12.5~	≤134.9	≤135.7
13.0~	≤136.9	≤138.8
13.5~	≤138.6	≤141.4
14.0~	≤141.9	≤142.9
14.5~	≤144.7	≤144.1
15.0~	≤149.6	≤145.4
15.5~	≤153.6	≤146.5
16.0~	≤155.1	≤146.8
16.5~	≤156.4	≤147.0
17.0~	≤156.8	≤147.3
17.5~18.0	≤157.1	≤147.5

引自:《学龄儿童青少年营养不良筛查》(WS/T 456—2014)

附录三　用于筛查 6~18 岁学龄儿童营养状况的 BMI 界值

单位:kg/m²

年龄 / 岁	男生		女生	
	中重度消瘦	轻度消瘦	中重度消瘦	轻度消瘦
6.0~	≤13.2	13.3~13.4	≤12.8	12.9~13.1
6.5~	≤13.4	13.5~13.8	≤12.9	13.0~13.3
7.0~	≤13.5	13.6~13.9	≤13.0	13.1~13.4
7.5~	≤13.5	13.6~13.9	≤13.0	13.1~13.5
8.0~	≤13.6	13.7~14.0	≤13.1	13.2~13.6
8.5~	≤13.6	13.7~14.0	≤13.1	13.2~13.7
9.0~	≤13.7	13.8~14.1	≤13.2	13.3~13.8
9.5~	≤13.8	13.9~14.2	≤13.2	13.3~13.9
10.0~	≤13.9	14.0~14.4	≤13.3	13.4~14.0
10.5~	≤14.0	14.1~14.6	≤13.4	13.5~14.1
11.0~	≤14.2	14.3~14.9	≤13.7	13.8~14.3
11.5~	≤14.3	14.4~15.1	≤13.9	14.0~14.5
12.0~	≤14.4	14.5~15.4	≤14.1	14.2~14.7
12.5~	≤14.5	14.6~15.6	≤14.3	14.4~14.9
13.0~	≤14.8	14.9~15.9	≤14.6	14.7~15.3
13.5~	≤15.0	15.1~16.1	≤14.9	15.0~15.6
14.0~	≤15.3	15.4~16.4	≤15.3	15.4~16.0
14.5~	≤15.5	15.6~16.7	≤15.7	15.8~16.3
15.0~	≤15.8	15.9~16.9	≤16.0	16.1~16.6
15.5~	≤16.0	16.1~17.0	≤16.2	16.3~16.8
16.0~	≤16.2	16.3~17.3	≤16.4	16.5~17.0
16.5~	≤16.4	16.5~17.5	≤16.5	16.6~17.1
17.0~	≤16.6	16.7~17.7	≤16.6	16.7~17.2
17.5~18.0	≤16.8	16.9~17.9	≤16.7	16.8~17.3

引自:《学龄儿童青少年营养不良筛查》(WS/T 456—2014)

附录四 用于筛查 6~18 岁学龄儿童超重与肥胖的性别年龄别 BMI 界值

单位:kg/m²

年龄/岁	男生		女生	
	超重	肥胖	超重	肥胖
6.0~	16.4	17.7	16.2	17.5
6.5~	16.7	18.1	16.5	18.0
7.0~	17.0	18.7	16.8	18.5
7.5~	17.4	19.2	17.2	19.0
8.0~	17.8	19.7	17.6	19.4
8.5~	18.1	20.3	18.1	19.9
9.0~	18.5	20.8	18.5	20.4
9.5~	18.9	21.4	19.0	21.0
10.0~	19.2	21.9	19.5	21.5
10.5~	19.6	22.5	20.0	22.1
11.0~	19.9	23.0	20.5	22.7
11.5~	20.3	23.6	21.1	23.3
12.0~	20.7	24.1	21.5	23.9
12.5~	21.0	24.7	21.9	24.5
13.0~	21.4	25.2	22.2	25.0
13.5~	21.9	25.7	22.6	25.6
14.0~	22.3	26.1	22.8	25.9
14.5~	22.6	26.4	23.0	26.3
15.0~	22.9	26.6	23.2	26.6
15.5~	23.1	26.9	23.4	26.9
16.0~	23.3	27.1	23.6	27.1
16.5~	23.5	27.4	23.7	27.4
17.0~	23.7	27.6	23.8	27.6
17.5~	23.8	27.8	23.9	27.8
18.0	24.0	28.0	24.0	28.0

引自:《学龄儿童青少年超重与肥胖筛查》(WS/T 586—2018)

附录五　用于筛查 7~18 岁学龄儿童 高腰围的界值

单位：cm

年龄／岁	男童		女童	
	P_{75}	P_{90}	P_{75}	P_{90}
7~	58.4	63.6	55.8	60.2
8~	60.8	66.8	57.6	62.5
9~	63.4	70.0	59.8	65.1
10~	65.9	73.1	62.2	67.8
11~	68.1	75.6	64.6	70.4
12~	69.8	77.4	66.8	72.6
13~	71.3	78.6	68.5	74.0
14~	72.6	79.6	69.6	74.9
15~	73.8	80.5	70.4	75.5
16~	74.8	81.3	70.9	75.8
17~	75.7	82.1	71.2	76.0
18	76.8	83.0	71.3	76.1

引自：《7~18 岁儿童青少年高腰围筛查界值》（WS/T 611—2018）

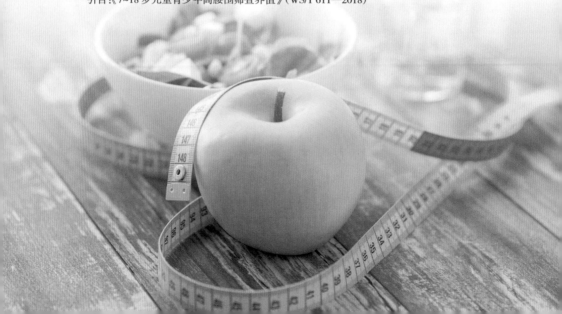

附录六　学龄儿童营养素养评价工具

学龄儿童食物营养素养评价问卷（三至九年级）

1. 你是否赞同以下想法或行为？	非常不赞同	不赞同	一般	赞同	非常赞同
(1) 我的健康和行为应该主要由家长做决定。	①	②	③	④	⑤
(2) 儿童期合理营养与成年后健康密切相关。	①	②	③	④	⑤
(3) 蔬菜水果营养价值差不多，可以互换。	①	②	③	④	⑤
(4) 乳饮料属于奶制品。	①	②	③	④	⑤
(5) 人的饮食行为会影响自然环境。	①	②	③	④	⑤
(6) 有虫眼的蔬菜水果证明农药残留少。	①	②	③	④	⑤
(7) 剩饭要彻底加热后才能吃。	①	②	③	④	⑤
(8) 没吃完的菜应及时放冰箱，不要等凉却。	①	②	③	④	⑤
(9) 厨房切生肉的案板洗净后就能切熟肉。	①	②	③	④	⑤
(10) 早饭时间不饿就不吃了，中午多吃点就行。	①	②	③	④	⑤
(11) 餐厅（包括外卖）食物种类多样，比家庭食物更有营养。	①	②	③	④	⑤
(12) 蔬菜水果应该占每天摄入食物的一半（重量）。	①	②	③	④	⑤
(13) 奶是只有婴幼儿才必需的食物。	①	②	③	④	⑤
(14) 我正在长身体，要尽量多吃肉。	①	②	③	④	⑤
(15) 用酱或酱油替代食盐有利于健康。	①	②	③	④	⑤
(16) 不渴的时候不用喝水。	①	②	③	④	⑤
(17) 运动后应该喝运动（电解质）饮料。	①	②	③	④	⑤

	非常不符合	不符合	一般	符合	非常符合
(18)小孩胖一点不影响健康。	①	②	③	④	⑤
(19)一边吃饭一边看手机/电视新闻可以一举两得。	①	②	③	④	⑤
(20)吃饭快慢对健康影响不大。	①	②	③	④	⑤
2. 根据自己的实际情况,在对应的序号处打"√"	非常不符合	不符合	一般	符合	非常符合
(1)我关注营养健康相关的信息。	①	②	③	④	⑤
(2)我会主动和家人/同伴讨论营养健康相关信息。	①	②	③	④	⑤
(3)我选择食物时会受食品广告的影响。	①	②	③	④	⑤
(4)我知道家附近售卖新鲜蔬菜水果的超市/市场。	①	②	③	④	⑤
(5)我对中国饮食文化很感兴趣。	①	②	③	④	⑤
(6)我会做一些中国传统美食(如饺子、汤圆等)。	①	②	③	④	⑤
(7)我通常自己决定吃什么食物。	①	②	③	④	⑤
(8)我在选择食物时总会考虑是否营养。	①	②	③	④	⑤
(9)我会陪同家人去超市/市场购买食物。	①	②	③	④	⑤
(10)我会从健康的角度建议家庭食物种类,比如多蔬菜水果、少油炸和甜食等。	①	②	③	④	⑤
(11)我在家里或学校种植过农作物(如蔬菜)。	①	②	③	④	⑤
(12)我会规划食物,很少浪费食物。	①	②	③	④	⑤
(13)我购买食品时关注包装上的食品标签。	①	②	③	④	⑤
(14)我会和家人一起做饭(择菜、烹饪、清洗等)。	①	②	③	④	⑤
(15)我吃东西前洗手。	①	②	③	④	⑤

续表

(16) 没有体育课时(如周末和假期),我也会去运动。	①	②	③	④	⑤
(17) 我至少每周会测量一次体重。	①	②	③	④	⑤
(18) 我遵守餐桌礼仪(长者先、不喧闹、不乱翻饭菜、帮助收拾餐具等)。	①	②	③	④	⑤

3. 下列农作物和食物对应**错误**的是?
　① 土豆和薯条　② 小麦和馒头　③ 红薯和粉条　④ 高粱和爆米花
　⑤ 水稻和大米

4. **连一连:**参考示例,将左边的食物和右边的食物分类正确连线
　土豆　　　　　　　蔬菜水果类
　鲤鱼　　　　　　　谷薯杂豆类
　冰糖　　　　　　　大豆类和坚果
　西蓝花　　　　　　纯能量食物
　黄豆豆浆　　　　　动物性食物

5. **(三至六年级跳过此题)**以下食物及其富含的营养素对应**错误**的是:
　① 动物肝脏—维生素 A　② 米饭—碳水化合物　③ 橘子—维生素 C
　④ 鸡肉—钙

6. 中国居民**平衡膳食宝塔**最底下的一层是什么?
　① 蔬菜、水果类　② 动物性食物　③ 谷薯类　④ 奶豆类　⑤ 不清楚

7. 如果同学想约你去吃**路边摊烧烤**,周边环境并不卫生,你会怎么做?
　① 既然同学邀请,就吃一次没问题,还是去吧　　② 烧烤那么好吃,当然要吃了
　③ 劝说朋友去吃别的,路边烧烤不健康不卫生　　④ 借口有事不去

8. 假如你的家人患有较严重的糖尿病,听别人劝说正准备停药吃保健品,你会怎么做?
　① 仔细阅读保健品说明书或咨询商家,看是否适合家人
　② 吃药有副作用,而保健品没有,家人应该听劝
　③ 建议家人咨询医生、营养师或其他专业人士再决定
　④ 我不懂,不给建议

9. (1)假设今天是 2019 年 6 月 1 日,你在家里找到了这三种牛奶,你会喝哪一个?

纯牛奶	纯牛奶	纯牛奶
生产日期: 2019 年 5 月 20 日 保 质 期:室温 14 天	生产日期: 2019 年 5 月 26 日 保 质 期:室温 3 天	生产日期: 2019 年 4 月 29 日 保 质 期:室温 30 天
①	②	③

续表

(2) 你觉得以下哪种牛奶**更适合超重 / 肥胖的人**？
　　① 品种 1　　② 品种 2　　③ 不清楚

品种 1　营养成分表

项目	每 100ml	营养素参考值 %/NRV%
能量	265kJ	3%
蛋白质	3.5g	6%
脂肪	3.4g	6%
碳水化合物	4.7g	2%
钠	40mg	2%
钙	122mg	15%

品种 2　营养成分表

项目	每 100ml	营养素参考值 %/NRV%
能量	182kJ	2%
蛋白质	3.0g	5%
脂肪	1.3g	2%
碳水化合物	4.9g	2%
钠	72mg	4%
钙	125mg	16%

(3) **(三四年级跳过此题)** 上题的食品营养标签中，"**营养素参考值 %/NRV%**"是指 100g/ml 该食品所含营养成分占每日参考摄入量的**百分比**。那么，如果只喝靠**品种 2** 的牛奶来摄入钙，那喝多少就可以满足我们一天需要的**钙**？（估算即可）
　　① 200ml 左右　　② 400ml 左右　　③ 600ml 左右　　④ 不清楚怎么算

10. **(三四年级跳过此题)** 中国居民膳食指南建议每天吃 **200~350g 的水果**，以下哪个选项**不能达到推荐量**？（图中 330ml 易拉罐为参照物）

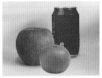
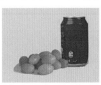
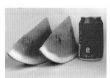

　① 1 个苹果和　　② 15 颗葡萄　　③ 两块西瓜　　④ 1 根香蕉和
　　1 个橘子　　　　　　　　　　　　　　　　　　　5 颗草莓

11. 你认为以下哪种是比较健康的零食？
　　① 薯片　　② 蜜枣　　③ 酸奶　　④ 奶茶　　⑤ 蛋糕

12. **(三四年级跳过此题)** 体重指数（BMI）是用来评价体重 / 体型的常用指标，其计算公式为 **BMI = 体重（kg）/ 身高（m）^{2}**。
　　小兰 8 岁，体重为 28.8kg，身高为 1.20m，已知 8 岁女孩 BMI 超过 19.4kg/m^2 属于肥胖，你来判断一下她是否肥胖呢？　　① 是　　② 不是　　③ 不清楚

注：《学龄儿童营养素养评价工具》著作权归属于北京大学公共卫生学院营养与食品卫生学系，如使用请联系著作权所有者，并标注著作权所有者。

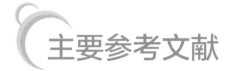

主要参考文献

［1］ SUN S, HE J, FAN X. Mapping and Predicting Patterns of Chinese Adolescents' Food Preferences［J］. Nutrients, 2019, 11（9）: 2124.

［2］ SCAGLIONI S, DE COSMI V, CIAPPOLINO V, et al. Factors Influencing Children's Eating Behaviours［J］. Nutrients, 2018, 10（6）: 706.

［3］ DAS JK, SALAM RA, THORNBURG KL, et al. Nutrition in adolescents: physiology, metabolism, and nutritional needs［J］. Ann N Y Acad Sci, 2017, 1393（1）: 21-33.

［4］ KRAUSE C, SOMMERHALDER K, BEER-BORST S, et al. Just a subtle difference? Findings from a systematic review on definitions of nutrition literacy and food literacy［J］. Health Promot Int, 2018, 33（3）: 378-389.

［5］ VAITKEVICIUTE R, BALL LE, HARRIS N. The relationship between food literacy and dietary intake in adolescents: a systematic review［J］. Public Health Nutr, 2015, 18（4）: 649-658.

［6］ KOCA B, ARKAN G. The relationship between adolescents' nutrition literacy and food habits, and affecting factors［J］. Public Health Nutr, 2020, 29: 1-12.

［7］ DOUSTMOHAMMADIAN A, OMIDVAR N, KESHAVARZ-MOHAMMADI N, et al. Low food and nutrition literacy（FNLIT）: a barrier to dietary diversity and nutrient adequacy in school age children［J］. BMC Res Notes, 2020, 13（1）: 286.

［8］ BAILEY CJ, DRUMMOND MJ, WARD PR. Food literacy programmes in secondary schools: a systematic literature review and narrative synthesis of quantitative and qualitative evidence［J］. Public Health Nutr, 2019, 22（15）: 2891-2913.

［9］ LIU T, SU X, LI NN, et al. corresponding author. Development and validation of a food and nutrition literacy questionnaire for Chinese school-age children［J］. PLoS One, 2021, 16（1）: e0244197.

［10］刘坦, 苏笑, 李妞妞, 等. 保定市学龄儿童食物营养素养评价及其相关因素［J］. 中国学校卫生, 2020, 41（08）: 1158-1163.

［11］关炳菊，王情情，潘慧，等．农村贫困地区小学生营养知识现状［J］．中国学校卫生，2017，38（05）：654-656.

［12］徐海泉，张倩，甘倩，等．农村学生营养改善计划地区学生营养知识状况［J］．中国学校卫生，2015，36（05）：666-668+672.

［13］SIRASA F，MITCHELL LJ，RIGBY R，et al. Family and community factors shaping the eating behaviour of preschool-aged children in low and middle-income countries：A systematic review of interventions［J］. Prev Med，2019，129：105827.

［14］GIBBS HD，KENNETT AR，KERLING EH，et al. Assessing the Nutrition Literacy of Parents and Its Relationship With Child Diet Quality［J］. J Nutr Educ Behav，2016，48(7)：505-509.e1.

［15］SOKOL RL，QIN B，POTI JM. Parenting styles and body mass index：a systematic review of prospective studies among children［J］. Obes Rev，2017，18（3）：281-292.

［16］苏笑,刘坦,李妞妞,等.学龄儿童家庭食物环境评价工具构建及信效度分析［J］.中国食物与营养，2020，26（06）：74-79.

［17］MICHA R，KARAGEORGOU D，BAKOGIANNI I，et al. Effectiveness of school food environment policies on children's dietary behaviors：A systematic review and meta-analysis［J］. PLoS One，2018，13（3）：e0194555.

［18］MEIKLEJOHN S，RYAN L，PALERMO C. A Systematic Review of the Impact of Multi-Strategy Nutrition Education Programs on Health and Nutrition of Adolescents[J]. J Nutr Educ Behav，2016，48（9）：631-646.

［19］COTTON W，DUDLEY D，PERALTA L，et al. The effect of teacher-delivered nutrition education programs on elementary-aged students：An updated systematic review and meta-analysis［J］. Prev Med Rep，2020，20：101178.

［20］DOUSTMOHAMMADIAN A，OMIDVAR N，SHAKIBAZADEH E. School-based interventions for promoting food and nutrition literacy（FNLIT）in elementary school children：a systematic review protocol［J］. Syst Rev，2020，9（1）：87.

［21］谈甜，唐晓纯，彭亚拉.学龄儿童营养教育干预效果KAP评估综述［J］.中国食物与营养，2017，23（04）：81-85.

［22］中国疾病预防控制中心营养与健康所.农村义务教育学生营养改善计划学生营养健康状况监测报告（2012-2017年度）［M］.北京：人民卫生出版社，2020.

［23］MA X，CHEN Q，PU Y，et al. Skipping breakfast is associated with overweight and obesity：A systematic review and meta-analysis［J］. Obesity Research & Clinical Practice，2020，14（1）：1-8.

［24］HU J，LI Z，LI S，et al. Skipping breakfast and physical fitness among school-aged adolescents［J］. Clinics，2020，75.

［25］YAO J, LIU Y, ZHOU S. Effect of Eating Breakfast on Cognitive Development of Elementary and Middle School Students：An Empirical Study Using Large-Scale Provincial Survey Data［J］. Med Sci Monit, 2019, 25：8843-8853.

［26］ARDESHIRLARIJANI E, NAMAZI N, JABBARI M, et al. The link between breakfast skipping and overweigh/obesity in children and adolescents：a meta-analysis of observational studies［J］. Journal of Diabetes and Metabolic Disorders, 2019, 18（7）.

［27］张倩，等 . 中国居民营养与健康状况监测报告之十一：2010—2013 年中国 6~17 岁学龄儿童营养与健康状况［M］. 北京：人民卫生出版社，2018.

［28］杜文雯，王惠君，王丹彤，等 . 中国十二省市儿童青少年三餐及零食消费状况研究［J］，2016：876-881，905.

［29］郑梦琪，刘辉，洪镭，等 . 我国六城市高年级小学生早餐行为现况［J］. 中国学校卫生，2017，38（2）：166-168.

［30］段一凡，张倩，潘慧，等 . 我国 7 城市中小学生中西式快餐消费行为比较［J］. 中国学校卫生，2015，36（11）：1621-1623.

［31］吴佩芬，金捷，刘红，杨召萍 . 中、西式快餐营养成分调查［J］. 上海预防医学，2002，14（9）：409-413.

［32］KATIE A, LAWTON C L, CHAMP C L, et al. The Effects of Breakfast and Breakfast Composition on Cognition in Children and Adolescents：A Systematic Review［J］. Advances in Nutrition，2016，7（3）：S590-S612.

［33］胡小琪，刘爱玲，张倩，等 . 小学生午餐在外就餐与肥胖及代谢异常的关系［J］. 中国学校卫生 . 2012，33（6）：641-643，647.

［34］唐振闯，张倩，李荔，等 . 农村学生营养改善计划地区学生零食消费状况［J］. 中国学校卫生，2015，36（5）：669-672.

［35］吴岷，王质蕙，殷芳媛，等 . 四城市学龄儿童放学后零食消费行为调查［J］. 上海预防医学，2016，28（7）：459-463.

［36］王俊丽，侯锁芸，鲍晨辉，等 . 北京市西城区 4 所中学零食行为调查分析［Z］. 北京：中华预防医学会儿少卫生分会换届及第十届全国学术交流会、中国健康促进与教育协会学校分会换届及第五届全国学术交流会，2016：652-656.

［37］WORLD HEALTH ORGANIZATION.Guideline：implementing effective actions for improving adolescent nutrition. Geneva：World Health Organization，2018.

［38］MURAKAMI K, LIVINGSTONE M B E. Associations between meal and snack frequency and overweight and abdominal obesity in US children and adolescents from National Health and Nutrition Examination Survey（NHANES）2003-2012［J］. British Journal of Nutrition，2016，115（10）：1819-1829.

［39］姜云，李小成，郭宝福，等 . 南京市中小学生零食消费对体质量指数的影响［J］. 中国学校卫生，2016，37（3）：335-337.

［40］ DE LAMAS C，DE CASTRO MJ，GIL-CAMPOS，et al. Effects of Dairy Product Consumption on Height and Bone Mineral Content in Children：A Systematic Review of Controlled Trials［J］. Adv Nutr，2019，10：S88-S96.

［41］ ZHANG X，LI L，XU J，et al. Association between milk consumption and the nutritional status of poor rural Chinese students in 2016［J］. AJCN，2020，29（4）：813-820.

［42］ KANG K，SOTUNDE OF，WEILER HA. Effects of Milk and Milk-Product Consumption on Growth among Children and Adolescents Aged 6-18 Years：A Meta-Analysis of Randomized Controlled Trials. Adv Nutr，2019，10：250-261.

［43］ KANT AK，GRAUBARD BI. Contributors of water intake in US children and adolescents：associations with dietary and meal characteristics -National Health and Nutrition Examination Survey 2005-2006［J］.Am J Clin Nutr，2010，92：887-896.

［44］ EDMONDS CJ，JEFFES B. Does having a drink help you think? 6-7-Year-old children show improvements in cognitive performance from baseline to test after having a drink of water［J］. Appetite，2009，53（3）：469-472.

［45］ SCHWARTZ AE，LEARDO M，ANEJA S，et al. Effect of a School-Based Water Intervention on Child Body Mass Index and Obesity［J］. JAMA Pediatr,2016,170（3）：220-226.

［46］ 张倩，胡小琪.中国居民营养与健康状况监测报告之十一：2010—2013 中国 6-17 岁学龄儿童营养与健康状况.北京：人民卫生出版社，2018.

［47］ BLEICH SN，VERCAMMEN KA. The negative impact of sugar-sweetened beverages on children's health：an update of the literature［J］. BMC Obes，2018，5：6.

［48］ PITCHIKA V，STANDL M，HARRIS C，et al. Association of sugar-sweetened drinks with caries in 10- and 15-year-olds［J］. BMC Oral Health，2020，20（1）：81.

［49］ 丁彩翠,郭海军,宋超,等.含糖饮料消费与肥胖及体重改变关系的 Meta 分析［J］.中国慢性病预防与控制，2015，23（7）：506-511.

［50］ WORLD HEALTH ORGANIZATION. Global status report on alcohol and health 2018. Geneva：World Health Organization，2018. https：//apps.who.int/iris/handle/10665/274603. 2020-12-24.

［51］ Global Health Data Exchange. https：//vizhub.healthdata.org/gbd-compare/. 2021-01-20.

［52］ ALVES J，ALVES G V. Effects of physical activity on children's growth［J］. J Pediatr（Rio J），2019，95 Suppl 1：72-78.

［53］ BLAND V L，HEATHERINGTON-RAUTH M，HOWE C，et al. Association of objectively measured physical activity and bone health in children and adolescents：a systematic review and narrative synthesis［J］. Osteoporos Int，2020，31（10）：1865-1894.

［54］ YAMAKITA M, ANDO D, AKIYAMA Y, et al. Association of objectively measured physical activity and sedentary behavior with bone stiffness in peripubertal children［J］. J Bone Miner Metab, 2019, 37（6）: 1095-1103.

［55］ CHENG L, POHLABELN H, AHRENS W, et al. Cross-sectional and longitudinal associations between physical activity, sedentary behaviour and bone stiffness index across weight status in European children and adolescents［J］. Int J Behav Nutr Phys Act, 2020, 17（1）: 54.

［56］ VANHELST J, VIDAL F, TURCK D, et al. Physical activity is associated with improved bone health in children with inflammatory bowel disease［J］. Clin Nutr, 2020, 39（6）: 1793-1798.

［57］ KIDOKORO T, SUZUKI K, NAITO H, et al. Moderate-to-vigorous physical activity attenuates the detrimental effects of television viewing on the cardiorespiratory fitness in Asian adolescents: the Asia-fit study［J］. BMC Public Health, 2019, 19（1）: 1737.

［58］ CHEKROUD S R, GUEORGUIEVA R, ZHEUTLIN A B, et al. Association between physical exercise and mental health in 1.2 million individuals in the USA between 2011 and 2015: a cross-sectional study［J］. Lancet Psychiatry, 2018, 5（9）: 739-746.

［59］ RODRIGUEZ-AYLLON M, CADENAS-SANCHEZ C, ESTEVEZ-LOPEZ F, et al. Role of Physical Activity and Sedentary Behavior in the Mental Health of Preschoolers, Children and Adolescents: A Systematic Review and Meta-Analysis［J］. Sports Med, 2019, 49（9）: 1383-1410.

［60］ SCHUCH F B, VANCAMPFORT D, FIRTH J, et al. Physical Activity and Incident Depression: A Meta-Analysis of Prospective Cohort Studies［J］. Am J Psychiatry, 2018, 175（7）: 631-648.

［61］ AUBERT S, BARNES J D, ABDETA C, et al. Global Matrix 3.0 Physical Activity Report Card Grades for Children and Youth: Results and Analysis From 49 Countries［J］. J Phys Act Health, 2018, 15（S2）: S251-S273.

［62］ 冯俊鹏, 严翊. 国内外儿童、青少年体力活动现状分析——基于 2018 年《全球儿童、青少年体力活动报告》［J］. 中国运动医学杂志, 2019, 38（12）: 1094-1100.

［63］ World Health Organization. Guidelines on physical activity, sedentary behaviour and sleep for children under 5 years of age［EB/OL］.［2020-10-01］. https://www.ncbi.nlm.nih.gov/books/NBK541170/pdf/Bookshelf_NBK541170.pdf.

［64］ MADIGAN S, BROWNE D, RACINE N, et al. Association Between Screen Time and Children's Performance on a Developmental Screening Test［J］. JAMA Pediatr, 2019, 173（3）: 244-250.

［65］VANCAMPFORT D，STUBBS B，FIRTH J，et al. Sedentary behavior and depressive symptoms among 67,077 adolescents aged 12-15 years from 30 low- and middle-income countries［J］. Int J Behav Nutr Phys Act，2018，15（1）：73.

［66］李艳辉，陶然，高迪，等. 我国儿童青少年睡眠不足与肥胖的关联性研究［J］. 中华流行病学杂志，2020，41（06）：845-849.

［67］KIM C E，SHIN S，LEE H W，et al. Association between sleep duration and metabolic syndrome：a cross-sectional study［J］. BMC Public Health，2018，18（1）：720.

［68］ZADNIK K，MUTTI D O. Outdoor Activity Protects Against Childhood Myopia-Let the Sun Shine In［J］. JAMA Pediatr，2019，173（5）：415-416.

［69］陶芳标.《儿童青少年近视防控适宜技术指南》专题解读［J］. 中国学校卫生，2020，41（02）：166-168.

［70］张云婷，马生霞，陈畅，等. 中国儿童青少年身体活动指南［J］. 中国循证儿科杂志，2017，12（06）：401-409.

［71］世界卫生组织. 关于身体活动有益健康的全球建议［R］. 日内瓦：世界卫生组织，2010.

［72］GAO A，PAN Y，SHI X，et al. Effect of "Happy 10 minutes" for preventing childhood obesity［J］. Chinese Journal of School Health，2008，29（11）：978-979.

［73］张娜，马冠生.《中国儿童肥胖报告》解读［J］. 营养学报，2017，（6）：530-534.

［74］M N，T F，M R，et al. Global，regional，and national prevalence of overweight and obesity in children and adults during 1980-2013：a systematic analysis for the Global Burden of Disease Study 2013［J］. Lancet，2014，384（9945）：766.

［75］九市儿童体格发育调查协作组. 2006 年中国九城市七岁以下儿童单纯性肥胖流行病学调查［J］. 中华儿科杂志，2008，46（3）：174-178.

［76］马军，蔡赐河，王海俊，等. 1985-2010 年中国学生超重与肥胖流行趋势［J］. 中华预防医学杂志，2012，46（9）：776-780.

［77］WANG J，MEI H，CHEN W，et al. Study of eight GWAS-identified common variants for association with obesity-related indices in Chinese children at puberty［J］. International Journal of Obesity，2012，36（4）：542.

［78］MEI H，CHEN W，MILLS K，et al. Influences of FTO gene on onset age of adult overweight［J］. Human Genetics，2012，131（12）：1851-1859.

［79］苏畅，王惠君，王志宏，等. 中国 9 省区 1991-2009 年 7~17 岁儿童青少年膳食脂肪和胆固醇摄入状况及变化趋势［J］. 中华流行病学杂志，2012，33（12）：1208-1212.

［80］刘爱玲，段一凡，胡小琪，等. 城市儿童零食消费行为 10 年变化分析［J］. 中国学校卫生，2011，32（12）：1415-1417.

［81］马冠生,张倩,刘爱玲,等.4城市儿童少年西式快餐消费行为10年变化分析［J］.中国健康教育,2011,27（12）:887-889.

［82］陈芳芳,米杰,王天有,等.北京市儿童青少年青春期发育与肥胖相关关系的研究［J］.中国循证儿科杂志,2007,2（1）:14-20.

［83］LIANG Y,HOU D,ZHAO X,et al. Childhood obesity affects adult metabolic syndrome and diabetes［J］.Endocrine,2015,50（1）:87-92.

［84］XI L,PENG S,LUO CY,et al. Prevalence of hypertension in overweight and obese children from a large school-based population in Shanghai,China［J］.Bmc Public Health,2013,13（1）:24.

［85］WANG J,ZHU Y,JIN J,et al. Relationship of BMI to the incidence of hypertension:a 4years' cohort study among children in Guangzhou,2007-2011［J］.BMC Public Health,2015,15（1）:782.

［86］邱志辉,伍颖欣,罗嘉莹,等.儿童和青少年肥胖与阻塞性睡眠呼吸暂停的关系［J］.国际呼吸杂志,2012,32（15）:1176-1179.

［87］程景民,郑思思.日本《食育基本法》对我国的启示［J］.中国食物与营养,2016,（6）:5-7.

［88］Organization WH. Ending childhood obesity. Bulletin of the World Health Organization,2015.

［89］张晓锋.解读《中国食物与营养发展纲要（2014-2020年）》［J］.粮食科技与经济,2016,39（4）:1-4.

［90］刘芳.提高国民营养健康水平建设健康中国——《国民营养计划（2017-2030年）》发布［J］.中国食品,2017,（15）:10-17.

［91］WORLD HEALTH ORGANIZATION. Assessing and managing children at primary health-care facilities to prevent overweight and obesity in the context of the double burden of malnutrition. Geneva:World Health Organization,2017.